Bircher-Benner Diätbücher

Handbuch für Magen- und Darmkranke

Diätanleitungen für
gesunde und kranke Tage
mit Rezeptteil,
eingehende Ratschläge
und ausgearbeiteter Kurplan
aus einem ärztlichen Zentrum
modernster Heilkunst

Dr. med. Andres Bircher
Lektorat: Irène Hagmann

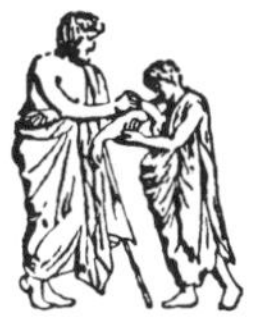

EDITION BIRCHER-BENNER
CH-8784 BRAUNWALD

Bircher-Benner Diätbücher

1. Handbuch für Multiple Sklerose-Kranke und gegen degenerative Nervenkrankheiten
2. Handbuch für Leber- und Gallenkranke
3. Handbuch für die Familie und das Kind
4. Handbuch für Frischsäfte, Rohkost und Früchtespeisen
5. Handbuch zur Steigerung der Abwehrkräfte und gegen Infektanfälligkeit
6. Handbuch für Bergsteiger und für den Sport
7. Handbuch für Diabetiker
8. Handbuch zur Verhütung und unterstützenden Therapie bei Lungenkrankheiten
9. Essensfreude ohne Kochsalz
10. Handbuch für Rheuma- und Arthritiskranke
11. Handbuch für Männer mit Prostataleiden
12. Handbuch für Nieren- und Blasenkranke
13. Handbuch für Venenleiden
14. Handbuch für Magen- und Darmkranke
15. Handbuch für die Ernährung in der Schwangerschaft und Stillzeit
16. Handbuch für Frauenleiden und die Wechseljahre
17. Handbuch zur Verhütung und begleitenden Therapie der Krebskrankheit
18. Handbuch für Kopfschmerzen und Migräne
19. Handbuch für Bluthochdruck-, Herzkranke und Arteriosklerosekranke
20. Handbuch zur Überwindung von Angst und Depression
21. Handbuch für Hautkranke und Hautempfindliche
22. Handbuch für Stresskranke
23. Handbuch für Allergiekranke
24. Handbuch zur Verhütung von Demenz und Alzheimerkrankheit
25. Handbuch zur inneren Behandlung der Augenkrankheiten
26. Handbuch zur Heilung der Gewichtsprobleme, Übergewicht und Anorexie

Die Ergebnisse weltweiter Forschung sind in diesen Handbüchern ebenso berücksichtigt, wie die mehr als 100-jährige Entwicklung ärztlicher Kunst und Erfahrung in der bekannten Bircher-Benner-Klinik. Der Leser spürt auf Schritt und Tritt die hilfreiche Art des kundigen Arztes.

24., völlig neu überarbeitete Auflage 2015

info@bircher-benner.com   www.bircher-benner.com
Buchbestellung: edition@bircher-benner.com

Printed in Germany

Einbandentwurf: Grafikzentrum Kösel
Gesamtherstellung Kösel GmbH, Altusried

Inhalt

Vorwort

Magen und Darm sind dem Menschen nicht nur für die Einverleibung von Speise und Trank gegeben, sie bilden auch ein umfassendes, wohl aufgebautes, mehrfach gestuftes Vorwerk unseres Organismus in seiner Selbstbehauptung gegenüber den krankmachenden Einflüssen der Umwelt. Der ganze Verdauungstrakt beherbergt sozusagen eine innere Außenwelt, die durch unseren Körper hindurchdringt und ihn unzähligen mechanischen, chemischen und mikrobiellen Reizen und Einflüssen aussetzt, gegen die er sich abgrenzen und sich wehren muss. Der Bau, die zellulären und biochemischen Funktionsweisen des Magen-Darmtraktes sind genial konzipiert, um der ständigen Unterscheidung von Fremd und Eigen, von Nützlichem, Lebensnotwendigem und Schädlichem, Zerstörerischem, das durch ihn hindurchdringt, gewachsen zu sein, ein Meisterwerk der Natur. Über Jahrmillionen entstanden, ist auch die Symbiose, das Zusammenwirken unseres Darmes mit den etwa 20 Billionen Keimen unserer Darmflora, einem komplexen Ökosystem, ohne das kein Überleben möglich wäre. So lange unser Verdauungssystem gut erhalten und einsatzbereit ist, sind wir auch vor vielen Folgen, Mängeln und Fehlern in der Ernährung geschützt. Sind Magen und Darm geschwächt oder erkrankt, so werden sie zur Ursache allgemeiner Kränklichkeit, denn damit gerät das ganze biologische System nach und nach aus seinem komplexen, dynamischen Gleichgewicht. *Darum müssen magen- und darmkranke Menschen in ihrer Ernährungsweise sehr sorgfältig sein. Sie müssen die Gesundheit des Darmmilieus möglichst rasch wieder herstellen, um nicht in den folgenden Jahren an allgemeinen, degenerativen Krankheiten zu leiden.* Von einer energetisch und stofflich gesunden Ernährung, von einem gesunden biochemischen und mikrobiellen Milieu im Verdauungstrakt hängt das ganze komplexe System unseres Stoffwechsels ab, die Erhaltung unserer Grundregulation, der gesamte Energie- und Informationsfluss im biologischen System unseres Körpers. Die Qualität der Nahrung entscheidet über unser Schicksal, über Regeneration oder Degeneration, über gesund oder krank.

In dieser Handbuchreihe geht es darum, das nötige Wissen zu vermitteln, um zu verstehen, wie die in unserer Zeit immer häufiger und immer früher im Leben auftretenden chronischen Krankheiten verhütet und geheilt werden können. Zur praktischen Anwendung findet man zusammengefasst vorbeugende und heilende Diätanweisungen und Maßnahmen, welche die Selbstheilungsbemühungen des Organismus unterstützen und steuern. Unsere Erklärungen und Anweisungen beruhen auf den bis heute zugänglichen wissenschaftlichen Erkenntnissen.
In jahrzehntelanger Erfahrung wurden unsere Diätanweisungen verfeinert. Sie erweisen sich als äußerst wirksam. Klar und gut verständlich wird gezeigt, wie zur Heilung von Magen-Darmkrankheiten in der Praxis vorgegangen werden muss.
In jedem Falle empfehlen wir eine enge Zusammenarbeit mit Ihrem behandelnden Arzt. Für ihn ist dieses Buch eine wertvolle Hilfe bei der Betreuung seines Patienten.

Braunwald, 22. Januar 2014
Dr. med. Andres Bircher

Der Bau des Verdauungssystems

Der Mund

Das erste der gesundheitserhaltenden Vorwerke ist der Mund. Man vergisst das allzu leicht. Der Mund ist ja von Natur aus so ausgestattet, dass er eine Reihe wichtiger Aufgaben bei der Einverleibung der zugeführten Nahrungsstoffe erfüllen kann und soll: die breiartige Zerkleinerung, die Einspeichelung zur Vorverdauung, die Prüfung der Nahrung, ob sie uns zuträglich ist, mit Hilfe des Tast-, Temperatur- und Geschmackssinns der Zunge und des über die Choanen vermittelten Geruchsinns. Entwicklungsgeschichtlich betrachtet ist das menschliche Gebiss mit ausschließlich Schneide- und Mahlzähnen für das Verspeisen von Früchten, Pflanzenteilen und Körnern ausgestattet. Ihm fehlen die Reisszähne und kräftige Prämolaren für das Zerreißen und Zerschneiden von Tieren, mit denen Hunde, Katzen und Raubtiere ausgestattet sind. 6 Speicheldrüsen produzieren täglich rund 1 Liter Speichel, reich an Amylase, einem ersten Verdauungsenzym zur Vorverdauung von Stärke. Die Zunge kann Zucker, Salz, Bitterstoffe und Säuren erkennen. Für jeden feineren Geschmackssinn sind die Sinneszellen der Nase zuständig, welche den Geruch der Speisen durch die Choanen, unsere inneren Nasenöffnungen zum Rachen hin, wahrnehmen. Er entwickelt sich im Leben, kann abgestumpft oder auch verfeinert werden. Der Schluckakt ist nur zu Beginn willkürlich auslösbar, danach vollzieht er sich nach Verschluss des Kehldeckels unwillkürlich in einer großen Wellenbewegung des Schlundes, die in die Peristaltik-Wellen der Speiseröhre übergehen.

Anblick, Geruch und Geschmack der Speisen setzen das ganze Verdauungssystem in Gang, ändern das intestinale Milieu, die Peristaltik und das Appetitverhalten und bereiten es in die geeignete Richtung vor. Sorgfältiges Kauen ist ganz wichtig. Ist es teilweise verhindert, etwa wegen fehlender Kaufähigkeit der Zähne, so sind Verdauungsstörungen die Regel. Hunger ist ganz etwas anderes als Appetit. Eigentlich gibt es zweierlei Appetit. Spontan melden sich Mund, Geschmacks- und Geruchssinn. Fragen Sie stets auch Ihren Magen, ob er eine vorliegende Speise mag und auch vertragen wird und was Ihr Stoffwechsel dazu sagen wird. Die Mundhöhle ist mit flachen Zellschichten ausgekleidet (mehrschichtiges Plattenepithel). Sie verträgt Verletzungen erstaunlich gut. Bei häufiger Verletzung und Verbrennung durch zu heiße oder scharfe Speisen oder durch häufige Einwirkung von Alkohol oder Tabakrauch können Zellmutationen den sehr gefährlichen Mundhöhlenkrebs erzeugen. Diese Einwirkungen sind zu vermeiden.

Die Speiseröhre

Hinter Kehlkopf und Luftröhre gelegen, verbindet sie den Rachen mit dem Eingang des Magens. Mit kräftigen Muskelschichten ausgestattet transportiert sie jede geschluckte Nahrung durch eine Lücke des Zwerchfells hinab in den Magen. Beim Gesunden ist die Speiseröhre durch eine kräftige Einfaltung des Magens (Cardia) vor zurückdrängendem Mageninhalt und Säure geschützt. Die mehrschichtigen, plattenförmigen Zelllagen (Plattenepithel) schützen sie vor Verletzungen und Verbrennung durch zu scharfe oder zu heiße Nahrung. Die Speiseröhre ist von Ästen des Vagusnervs und von Rückenmarkssegmenten aus innerviert, welche reflektorisch mit dem Herzen verschaltet sind. Darum können bei Schluckstörungen oder Aufstoßen in die Speiseröhre Herzschmerzen vorgetäuscht werden.

Der Magen

Von links nach rechts unter dem Zwerchfell liegend, nimmt die linke Hälfte des Magens (Fundus) die Nahrung auf. Währenddessen erschlafft dieser Teil, damit kein Druck entsteht. In der Mitte des Magens findet sich das Schrittmacherzentrum, von dem aus peristaltische Wellen ausgehen, welche den Mageninhalt in Richtung des Ausgangspförtners (Pylorus) bewegen. Dieser bleibt so lange verschlossen, bis die Nahrung genügend verdaut ist, um dem Dünndarm zugeführt zu werden. Endokrine Zellen der Magenwand erzeugen Gastrin, ein Hormon, das die peristaltischen Wellen und die Ausschüttung von Säure und Enzym verstärkt. Die Magenschleimhaut ist hochaktiv. Ihre Zellen werden rasch erneuert. Belegzellen des Magens erzeugen die Salzsäure, Becherzellen den Magenschleim zum Schutz der Magenwand. Täglich entstehen 1 – 4 Liter Magensaft, der den Speisebrei stark ansäuert und mit dem Magenenzym Pepsin versetzt, welches die Eiweiße in Aminosäuren zerlegt. Die Nahrungsaufnahme fördert durch Reflexe unseres vegetativen Nervensystems die Bildung sauren Magensafts. Dazu genügt der Anblick, der Geruch oder auch nur der Gedanke an Speisen. Kommt Nahrung, auch in ganz kleiner Menge, in den unteren Teil des Magens (Antrum pylori), so stimuliert die Magenwand selbst über das Hormon Gastrin zusätzlich die Produktion sauren Magensafts. *Deshalb bewirkt zu häufiges Essen oder Naschen eine massive Übersäuerung des Magens und wegen ständiger Überdehnung des Magenfundus die Refluxkrankheit, denn durch die ständige Erschlaffung des Magenfundus wird der Mageneingang undicht, so dass saurer Mageninhalt in die Speiseröhre gelangt.* Ruhepausen von mindestens 4 Stunden sind nötig, um die Regulation des Magens gesund zu erhalten.
Bei zu saurem Mageninhalt (pH unter 1,5 – 3) schaltet der Magen die Säureproduktion selbst aus. Wenn sich der Mageninhalt in den Dünndarm entleert hat, schüttet dieser die Hormone Sekretin und GIP aus, die ebenfalls den Magen hemmen. Ein gesunder Magen bereitet seinen Inhalt sorgsam zu, bevor er ihn in den Dünndarm entleert. Doch sind diese genialen Regulationsvorgänge auch empfindlich. Allzu leicht werden sie durch eine falsche Lebens- und Ernährungsweise, durch Suchtverhalten, durch Stress und Reizmittel wie Kaffee und Alkohol, Röststoffe und Nikotin empfindlich gestört, bis hin in eine schwere Krankheit.

Der Zwölffingerdarm (Duodenum)

Rechts unter der Leber, als S-förmige Schlaufe der Rückenmuskulatur vorgelagert, befindet sich der Zwölffingerdarm, der erste Teil des Dünndarms, der die Nahrung nach links ins lange Jejunum leitet. Neben dem Hormon Sekretin, das die Magensafterzeugung hemmt, sobald es mit Nahrung aus dem Magen gefüllt wird, empfängt das Duodenum den Bauchspeichel aus dem Pankreas, vermischt mit der Galle aus der Leber. Der Bauchspeichel puffert die Magensäure durch seinen hohen Gehalt an Natriumbicarbonat. Die Wandzellen des Zwölffingerdarms aktivieren die Verdauungsenzyme des Pankreas. Die Galle aus der Leber bindet sich an Fettstoffe und spaltet diese während der Passage durch den Dünndarm in Glycerin und freie Fettsäuren.

Die Bauchspeicheldrüse (Pankreas)

Das Pankreas ist unsere größte Verdauungsdrüse. Hinter dem Magen, in die Schlaufe des Zwölffingerdarms eingebettet, biegt sie sich wie ein Aal um die Milzvene. In ihrem Zentrum verläuft der Hauptgang dieser Drüse (ductus pancreaticus). Bevor er im „Kopf" der Bauchspeicheldrüse in den Zwölffingerdarm mündet, nimmt er den großen Gallengang (ductus choledochus) in sich auf. Jeden Tag erzeugt die Bauchspeicheldrüse 1 bis 2 Liter alkalischen Verdauungssaft, reich an Natriumbicarbonat und Vorstufen der Eiweiß spaltenden Verdauungsenzyme Trypsin und Chymotrypsin, der stärkespaltenden Amylase und der fettspaltenden Lipase, um nur die Wichtigsten zu nennen. Diese Vorstufen sind inaktiv, damit sich die Bauchspeicheldrüse nicht selbst verdaut. In den Dünndarm ausgeschüttet, bei leicht alkalischen pH-Werten, werden die Pankreasenzyme durch Botenstoffe aktiviert und beginnen ihre Verdauungsarbeit. Das Dünndarmhormon Sekretin regt bei Ankommen des Nahrungsbreis das Pankreas kräftig an, so auch das Hormon Cholezystokinin, das zusätzlich die Gallenblase sich entleeren lässt, wenn Fettstoffe in den Zwölffingerdarm gelangen. Drehen sich unsere Sinne ums Essen oder sind wir durch Stress oder seelisch belastet, so wird das Pankreas zudem über den Vagusnerv überstimuliert. Ist der Nahrungsbrei des Dünndarms bereits mit genug Eiweißverdauendem Trypsin versetzt, so wird die Bauchspeicheldrüse gehemmt, damit keine Selbstverdauung entsteht.

Hinzu kommt die hormonelle Aktivität der Bauchspeicheldrüse (endokrines Pankreas), denn dieses Organ ist von unzähligen Zellinseln durchsetzt, den so genannten Inselzellen. Steigt der Glucose-Zuckerspiegel im Blut an, weil Zuckerstoffe oder Stärke gegessen wurden, schütten die β-Zellen dieser Inseln das Hormon Insulin aus. Nur durch die Wirkung dieses Hormons an allen Zellmembranen des ganzen Körpers kann Glucose in die Zellen eindringen und in den Mitochondrien, den „Kraftwerken" unserer Zellen, verwertet werden. Sinkt der Blutzuckerspiegel zu tief ab, so schütten α-Zellen dieser Inseln das Hormon Glucagon aus. Glucagon hebt den Glucosegehalt des Blutes an, indem es den Abbau von Stärke (Glycogen) in der Leber zu Glucose anregt und deren Neubildung aus Abbauprodukten fördert. So stellt das Hormon Glucagon aus der Bauchspeicheldrüse eine genügende Versorgung aller Zellen mit Zucker zwischen den Mahlzeiten sicher. In Notsituationen, bei noch größerem Energiebedarf, springen zusätzlich die Nebennierenhormone Adrenalin und Cortisol ein, um die Zuckerversorgung zu sichern. Die δ-Zellen der Inseln produzieren das Hormon Somatomedin, sobald nach dem Essen viel Glucose und Arginin in die Zellen gelangt ist und hemmt die Insulinausschüttung.
Auch diese Regulationsvorgänge reagieren auf Störungen des Magens und Dünndarms, auf seelische Belastungen, auf unnatürliche Ernährungsweisen, zu häufige Mahlzeiten, auf Sucht- und Reizmittel äußerst empfindlich. Darum benötigt auch das Pankreas lange Ruhepausen zwischen den Mahlzeiten, ohne Nahrungsaufnahme.

Das Jejunum

Dieser längste Teil des Dünndarms ist 3 – 6 Meter lang, mit Muskelschichten für die Peristaltik und einer äußerst dicht aufgebauten Innenschicht aus Schleimhaut. Über das Bauchfell ist er mit kräftigen Blutgefäßen versorgt. Die Venen des Dünn- und Dickdarms gehören zum Pfortadersystem und führen das Blut zur Leber. Die Fettstoffe (Lipide) werden im Dünndarm durch die Gallensäuren in

Glycerin, freie Fettsäuren und andere Fettfragmente aufgespalten. Die Darmzellen „verpacken" diese als Emulsion zu kleinsten Fetttröpfchen (Chylomikronen) und geben diese weiter in das Lymphsystem des Darmes, von wo aus sie durch das Hauptlymphgefäß ins Venenblut gelangen. Dort werden die Lipide von Enzymen an Eiweißstoffe gebunden (Lipoproteine) und restliche Fettsäuren abgespalten, die den Muskelzellen als Nährstoffe dienen.
Die Oberfläche des Dünndarms ist, durch dichte Einfältelungen, Erhebungen und Dellen einem Korallenriff ähnelnd, so stark vergrößert, dass sie rund 200 m^2 beträgt. Die Zellen der Dünndarmschleimhaut werden täglich enorm beansprucht, so dass sie alle 3 – 4 Tage durch neue, junge Zellen ersetzt werden müssen. Becherzellen erzeugen eine dicke Schleimschicht, welche die ganze Darmschleimhaut überzieht. Der Schleim ist durchdrungen von IgA-Antikörpern, die wie ein immunologisches Gedächtnis zu all dem gehören, was unser Darm kennt und gelernt hat, als unschädlich zu tolerieren. Sorgsam dichtet die gesunde Darmschleimhaut unseren Körper gegen den Darminhalt ab, der für ihn zur Außenwelt gehört, und nur durch die Zellen selbst und streng kontrolliert, dringen verträgliche Nahrungsstoffe hindurch. In einer gereizten Darmwand ist diese Schleimschicht des Dünndarms nur mangelhaft ausgebildet. Zudem werden die Verbindungsstellen zwischen den Zellen („tight junctions") undicht, so dass Nahrungsstoffe, Fremdstoffe und Toxine teils unkontrolliert durch die erkrankte Darmwand hindurchdringen können. Gegen sie reagiert das Immunsystem mit allergischen Immunreaktionen. Der gesunde Dünndarm hat eine Ruheperistaltik (slow-waves), die für einen geordneten Verdauungsvorgang von großer Bedeutung ist. Er produziert täglich mehr als 2 Liter Schleim und Verdauungssäfte. Genau wie im Dickdarm ist seine Innenschicht von einem dichten Bakterienrasen eigener Art überzogen, ohne den wir nicht leben könnten. Der Darminhalt ist bei gesunder Ernährung und gestillten Säuglingen hell und leicht sauer.

Das Ileum

Es ist der letzte, kurze Abschnitt des Dünndarms, vor seiner Mündung in den Dickdarm. In diesem Teil des Darmes werden gebundene (konjugierte) Gallensäuren aufgenommen und über die Pfortader zur Leber zurückgeführt, damit sie neuerlich Verwendung finden können. Eine weitere Besonderheit des Ileums ist die Resorption des Vitamins B 12 (Cobalamin). Hierfür ist die Ileum-Schleimhaut auf den so genannten „Intrinsic-factor" aus einer gesunden Magenschleimhaut angewiesen.

Der enterohepatische Kreislauf

Die Nahrungsstoffe aus dem Darm werden über das Pfortadersystem der Leber zugeführt und die resorbierten Lipide in Form feinsten Fettröpfchen (Chylomikronen) über das Lymphsystem dem Stoffwechsel zur Verfügung gestellt. In den Leberzellen wird die Nahrung für den Stoffwechsel sinnvoll verwertet und Toxine sorgsam entgiftet.
In sinnlosem Übermaß zugeführte Nahrungsstoffe überlasten die Leber. Alles, was ihre Zellen nicht bewältigen können, gibt sie über die Galle in den Dünndarm zurück, der durch diesen zweiten Verdauungszyklus noch einmal belastet wird. Danach gibt der Dünndarm den ganzen Überfluss noch einmal über das Pfortadersystem zur Leber, die wiederum versucht, damit fertig zu werden. So zirkulieren Nahrungs- und Giftstoffe im enterohepatischen Kreislauf[1] zwischen Darm und Leber so lange herum, bis der ganze Überfluss endlich bewältigt werden

kann. Die Überlastung des enterohepatischen Kreislaufs äußert sich in großer Müdigkeit nach den Mahlzeiten, in länger dauernden Erschöpfungskrisen und Hämorrhoiden. Diese Symptomatik ist ein Alarmzeichen einer gefährlichen Stoffwechselschuld durch eine Über- und Fehlernährung, die allgemein verbreitet ist. Hier verweisen wir auf unser Handbuch Nr. 2 für Leber und Gallenkranke, in welchem die Folgen dieser Überlastung und der diätetische Weg zu ihrer Heilung beschrieben sind.

Der Dickdarm (Kolon)

Dieser letzte Teil des Darmes ist etwa 1,3 m lang. Er besteht aus dem blinden Anfang (Blinddarm mit Wurmfortsatz, wonach der Dünndarm einmündet, dem aufsteigenden, dem querliegenden und dem absteigenden Kolon, das über eine S-förmige (Sigma) Schlaufe in den Enddarm (Rektum) mündet. Regelmäßig sind tiefe Falten angeordnet. Er hat drei Hauptaufgaben: die Rückresorption von Wasser, so dass die tägliche Stuhlmasse (Chymus) des Dünndarms von 500 – 1500 ml auf 100 – 200 ml eingedickt werden, die Rückresorption von Salzpartikeln (Elektrolyten) aus dem Stuhl, so dass kein Salzverlust entsteht und die Speicherung der Stuhlmassen, bis die Entleerung möglich wird. Der aufsteigende Dickdarm und der Enddarm dienen als Speicher. Am Ende des Blinddarms befindet sich der Wurmfortsatz, ein ganz enges Stücklein Darm. Ähnlich den Mandeln der Mundhöhle (Tonsillen) dient er, sozusagen als Darmtonsille, der Immunabwehr. Vom weiten Anteil (Ampulla recti) aus, zieht sich der Enddarm durch die Verschließmuskulatur des Darmausgangs (Anus) hindurch bis zu seinem Übergang zur normalen Haut. Das Venenblut des Dickdarms gehört zum Pfortadersystem und wird der Leber zugeführt. Im Enddarm sind die Pfortadervenen mit normalen Venen unseres Körpers verbunden und neigen bei Überlastung der Leber und des enterohepatischen Kreislaufs zur Entzündung und Schwellung und manchmal zu Blutungen (Hämorrhoiden).

Die Ringfalten eines gesunden Dickdarms ziehen sich abwechselnd kräftig zusammen, so dass der Darminhalt durchgeknetet wird, bis eine kräftige Vorwärtsbewegung (Propulsion) Stuhldrang ankündet und den Chymus in den Enddarm hinunter drängt. Der Entleerungsvorgang bildet sich autonom und kann nur vorübergehend durch die Willkür aufgehalten werden.

Das Immunsystem des Darmes

Am Eingang, in Rachendach und Gaumen befinden sich die Tonsillen. Sie wachen über Infektionen im Nasen-Rachenraum und bekämpfen diese wirksam. Ähnlich wacht das Abwehrsystem des Wurmfortsatzes des Blinddarms über Fehlbesiedlungen mit krankmachenden Keimen. Ganz dicht, gleich einer Leopardenhaut, ist die Innenschicht des Dünndarms mit Lymphzellnestern durchsetzt. In Verbindung mit dem dichten Netz von Lymphgefäßen und Lymphknoten, gehören sie zum Immunsystem unseres Darmes. Lymphozyten entstehen im Knochenmark. Zum Erlernen ihrer Fähigkeiten für das Immunsystem gehen sie in den Lymphzellnestern der Darmschleimhaut „zur Schule“. Rund 10 % von ihnen bestehen die Prüfungen der Tauglichkeit für unser Immunsystem, so dass sie aus dem Darm in die Lymphknoten, ins Blut und in die Gewebe auswandern. Die Gesundheit des Milieus im Darm und unserer Darmschleimhaut und die Ausgeglichenheit der Darmflora sind für eine kompetente Immunabwehr nicht nur im Darm, sondern an allen Schleimhäuten und im ganzen Körper entscheidend.

Die Darmflora

Sie umfasst die Gesamtheit aller Mikroorganismen, Bakterien, allenfalls Pilze oder Einzeller (Protozoen, Amöben, Lamblien u. a.). Die Darmflora ist ein immenses, komplexes Ökosystem von Bakterien, die mit dem Menschen in symbiotischer Gemeinschaft leben. Die ausgeschiedene Bakterienmasse macht 30 % der Stuhltrockensubstanz aus. Es wurde ermittelt, dass in uns 10 bis 100 Billionen Bakterien leben, während unser Körper aus ca. 15 Billionen Zellen besteht. Die meisten Bakterien leben ohne Sauerstoff (anaerob), einige kommen mit und ohne Sauerstoff aus und andere können sich nur mit Sauerstoff vermehren (aerobe Flora). Die bakterielle Besiedlung des Darmes beginnt mit der Geburt und wird, je nach der Art der Ernährung unterschiedlich aufgebaut. Im Erwachsenen leben etwa 500 bis 1000 verschiedene Arten[2] mit einer Gesamtmasse von 1 bis 2 Kilogramm. Die Dünndarmflora ist viel geringer ausgebildet[3] und besteht aus Bakterien, die teilweise Sauerstoff benötigen (fakultative Anaerobier), wie Enterokokken, Lactobazillen[4]. Im Dickdarm befinden sich fast nur Bakterien, die ohne Sauerstoff leben (Anaerobier), wie Bakteroides, Bifidusbakterien, Eubakterien, Clostridien, Fusobakterien, Ruminokokken und Roseburien. Vom Bakterium Escherichia coli gibt es für uns gesunde Varianten, die in saurem Stuhlmilieu gedeihen und mehrere krankmachende Erreger, die in alkalischem, fäulnisdominiertem Darmmilieu drohen aktiv zu werden.

Die Darmflora erfüllt im Darm wichtige Aufgaben. Eine gesund zusammengesetzte Bakterienwelt bekämpft unerwünschte Bakterien, Protozoen, Würmer und Pilze äußerst wirksam und verhindert so Infektionen[5] (Kolonisationsresistenz). Darmbakterien beteiligen sich an unserem Immunsystem[6,7]. Sie verdauen an sich unverdauliche Kohlenhydrate der Ballaststoffe der pflanzlichen Nahrungsmittel und erzeugen daraus die kurzkettigen Fettsäuren Essigsäure, Propionsäure und Buttersäure. Diese sind als Nährstoffe für die Darmschleimhautzellen ganz wichtig und verhüten deren Entartung zu Krebs[8]. Dabei entsteht bei Pflanzennahrung Gährung mit Bildung von Säure und der Gase Wasserstoff, Methan und Kohlendioxyd. Bei überwiegend tierischer, eiweißreicher Nahrung überwiegen Fäulnisprozesse. Neben den kurzkettigen Fettsäuren bilden sich bei Fäulnis auch verzweigtkettige Fettsäuren und ein alkalisches Milieu unter Bildung von Thiolen, Aminen, Indolen, toxischem Schwefelwasserstoff und Stickstoff. Die Darmflora beeinflusst das Körpergewicht, da sie auf die Art der Nahrungresorption großen Einfluss hat. In der Flora übergewichtiger Menschen finden sich überwiegend Bakterienarten des Typus Firmicutes, nach Gewichtsreduktion mehr Bacteroides. Bakterienfreie, schlanke Mäuse, in die man Darminhalt von übergewichtigen Mäusen implantierte, nahmen trotz Nahrungsreduktion an Gewicht zu[9,10,11].

Die Regulation des Verdauungssystems

Das Nervensystem, welches das Verdauungssystem reguliert, ist unserer Willkür nicht zugänglich. Man nennt es vegetatives oder autonomes Nervensystem. Die Steuerung geschieht durch zwei Gegenspieler, das entwicklungsgeschichtlich ältere System des Sympathikus (chinesisch Yang), das von Segmenten des Rückenmarks aus gesteuert wird und den Parasympathicus (chinesisch Yin), der seinen Gegenspieler kontrolliert und in Grenzen hält und von Zentren des Hirnstamms aus über den Nervus vagus gesteuert wird. Der Sympathicus dominiert bei Aktivität, Gewehrigkeit, Kampf und Stress, der Parasympathicus bei Ruhe,

Schlaf, Verdauung und Erholung. Nur wenn beide Systeme in dynamischem Wechselspiel arbeiten, kann das Verdauungssystem korrekt arbeiten. Durch Stress, Überarbeitung, Schlaflosigkeit, oder eine sonstwie ungeordnete Lebensweise wird der Verdauungsvorgang blockiert. Störungen der Peristaltik, der Produktion der Verdauungssäfte treten auf, die sich in Blähungen, Krämpfen, Obstipation oder auch Durchfällen äußern können. Das Überwiegen des parasympathischen Systems ist heute selten. Das sympathische Nervensystem enthält eine Vielzahl kleiner Gehirne (Ganglien), welche die autonomen Funktionen unwillkürlich steuern. Am Bedeutendsten ist das Ganglion coeliacum, das aus mehreren Nervenzellknoten, die vor der Wirbelsäule im Oberbauch liegen, besteht. Über das berühmte Sonnengeflecht (Plexus solaris) steiert dieses „Bauchhirn" die Funktionen der Oberbauchorgane bis hinunter zum linken Dickdarmknie. Der absteigende Dickdarm und der Enddarm werden von den untersten Rückenmarkssegmenten und von Nervenzellknoten (Sympathicusganglien) im Becken kontrolliert. Dieses System steht mit den Nieren, Harnwegen, der Prostata und den Geschlechtsorganen in Verbindung. Kein Wunder, dass diese empfindliche Regulation sensibel ist und durch seelische Traumen und eine unserer biologischen Natur entfremdete Lebensweise gestört werden kann.

Die hormonelle Regulation der Verdauung

Alle Hormone des Verdauungstraktes werden in der Schleimhaut gebildet.

Gastrin
Der untere Anteil des Magens (Antrum pylori) und der Zwölffingerdarm (Duodenum) bildet Gastrin. Durch Dehnung der Magenwand oder Bruchstücke von Eiweißen im Magen wird Gastrin ausgeschüttet. Es stimuliert die Produktion sauren Magensaftes und das Wachstum der Zellen der Magenwand so lange, als der Säuregehalt höher als pH 3 beträgt.

Cholecystokinin
Wenn langkettige Fettsäuren, Eiweißfragmente und Aminosäuren in den Dünndarm gelangen, so schütten die Zellen der Dünndarmschleimhaut das Hormon Cholecystokinin aus. Dieses hemmt die Entleerung des Magens, löst die Entleerung der Gallenblase aus und stimuliert das Wachstum und die Tätigkeit der Bauchspeicheldrüse.

Sekretin
Gelangt saurer Mageninhalt in den Zwölffingerdarm, so schütten dessen Schleimhautzellen das Hormon Sekretin aus. Dieses hemmt die Säurebildung des Magens, fördert die Tätigkeit der Bauchspeicheldrüse und regt in der Leber die Produktion der Galle kräftig an.

GIP
Geraten Zuckerstoffe (Glucose), Eiweiß und Fettbruchstücke in den Dünndarm, produzieren die Zellen der Schleimhaut das Hormon GIP (glucose-dependant insulinotropic peptide). Dieses Hormon setzt die Insulinausschüttung der Inselzellen der Bauchspeicheldrüse in Gang und hemmt die Magensäureproduktion.

Motilin
Dehnt sich der Dünndarm durch neue Füllung, so schütten seine Nervenzellen das Hormon Motilin aus, welches die Peristaltik kräftig anregt.

Allgemeine Botenstoffe
Zusätzlich wird die Tätigkeit des Darmes durch allgemeine Botenstoffe wie Histamin, Somatostatin und Prostaglandine beeinflusst.

Erkrankungen der Speiseröhre

Schluckstörungen

Beim Schlucken schiebt die Zunge den Bissen in den Rachen. Dann wird der Nasenrachenraum reflektorisch abgedichtet, die Atmung angehalten, die Luftröhre durch den Kehldeckel geschlossen und die Speiseröhre geöffnet und die Peristaltikwelle der Speiseröhre ausgelöst, die den Bissen in den Magen bringt. Dieser Vorgang ist vom Hirnstamm aus komplex gesteuert. Kleine Hirnschläge (transient ischämische Attacken, TIA) hinterlassen oft Störungen dieses Automatismus, so dass Nahrung in die Lungen gelangt. Selten ist der Schluckakt durch Ausbuchtungen der Speiseröhre gestört (Oesophagushernien). Nur bei ruhiger Atmosphäre bei der Mahlzeit und genug Zeit für sorgfältiges Kauen kann der Schluckakt geordnet ablaufen. Durch hastiges Essen und ungenügendes Kauen wird der Verdauungstrakt ungenügend vorbereitet und stärkehaltige Nahrungsmittel werden ungenügend verdaut. Dies ändert die Darmflora und erzeugt Gärung, Völlegefühl und Aufstoßen von Magensäure.

Die Refluxkrankheit und der Zwerchfellbruch (Zwerchfellhernie)

Zu häufiges Essen und Naschen und eine Ernährung mit nur wenig vegatabiler Frischkost (Rohkost) überdehnt den Magen, bis er zuweilen als schlaffer Sack in den Bauchraum hinunterhängt. Die Mageneingangsfalte (Cardia) erschlafft und verstreicht, bis er durch die Zwerchfelllücke hinter das Brustbein hinaufgleiten kann (Hiatusgleithernie, Zwerchfellbruch). Man leidet unter Völlegefühl und Aufstoßen sauren Magensafts (Refluxkrankheit). Die Säure ätzt die Schleimhaut der Speiseröhre, die dafür nicht geschaffen ist (Refluxoesophagitis).

Der Barrett-Oesophagus (Endobrachyoesophagus)

Geschieht nichts gegen die Refluxkrankheit, so wandelt sich die Schleimhaut der Speiseröhre teils in Magenschleimhaut um, die selbst Säure produziert unter oft quälenden Schmerzen hinter dem Brustbein und im Oberbauch. Die Speiseröhre verkürzt sich durch die Umwandlung. Beim Barrett-Syndrom[12] findet man in der Umwandlungszone ein Geschwür (Ulcus). Davon betroffen ist etwa jeder 50. Refluxkranke, zu ⅔ Männer[13,14].
Die chronische Refluxkrankheit ist ein Krebsrisiko. Zuerst bildet sich bei jedem 25. Betroffenen eine Krebsvorstufe (Dysplasie) und schließlich bei jedem 100. Barrettkranken ein Barret-Krebs (Adenocarcinom)[15].

Die Therapie der Refluxkrankheit und des Barrettsyndroms

Die Produktion der Magensäure durch die Magenschleimhaut wird durch den Übertragungsstoff (Neurotransmitter) Histamin angeregt. Dies kann durch gewisse Medikamente (Ranitidin) gehemmt werden (H_2-Blocker). Andere Medikamente (Omiprazol) blockieren das Enzym Natrium-Kalium ATPase und legen so die Säureproduktion praktisch still. Diese

Medikamente entfalten im ganzen Körper und teils auch im Gehirn teils gefährliche Nebenwirkungen und sollen nur für ganz kurze Zeit, bis zur Abheilung eines Geschwürs verwendet werden. Natriumbicarbonat-Tabletten puffern Magensäure und bringen so momentane Erleicherung (Kaiser-Natron). Säureabsorbierende Gels enthalten zum Teil viel toxisches Aluminium. Darum sollen sie gemieden werden. Ein gutes, natürliches Mittel mit momentaner Wirkung ist Kartoffelsaft: eine kleine rohe Kartoffel mit 2 Äpfeln frisch zentrifugiert, schluckweise getrunken. Auch ganz dünnflüssig-schleimige Haferschleimsuppe beruhigt entzündete Schleimhaut momentan. Kamillentee darf nur ganz kurz und hell angegossen werden. Auch Pfefferminztee beruhigt entzündete Schleimhaut.
Medikamente können Symptome lindern und am Anfang der Therapie für kurze Zeit notwendig sein. Aber sie können die Refluxkrankheit nicht heilen. Aber die Diät, welche dieses Buch beschreibt, heilt deren Ursache und damit die Refluxkrankheit dauerhaft. Bis zum Verschwinden der Symptome müssen die strengen, beruhigenden Diätstufen und danach, während einiger Wochen, die Rohkostdiät eingehalten werden. Der Magen verkleinert sich allmählich und nimmt seine gesunde Aktivität wieder auf. Auch ein Barrett-Syndrom heilt, wenn unsere Diät über viele Monate, manchmal auch eins bis zwei Jahre, konsequent eingehalten wird: Ein Weg, der sich lohnt.

Der Ösophaguskrebs (Oesophaguscarcinom)

Speiseröhrenkrebs trifft vor allem Männer über 55 Jahren und ist relativ selten. ⅘ der Carcinome entstehen auf dem Boden einer Barrettmucosa durch die Refluxkrankheit. ⅕ der Tumoren wachsen weiter oben (Plattenepithelcarcinom), verursacht durch regelmäßigen Genuss von Alkohol oder heißen Getränken und Rauchen. Eine Ernährung reich an tierischen Produkten und Kaffee erhöhen das Risiko zusätzlich. Bemerkbar macht sich dieser Krebs durch Brennen beim Schlucken von Speisen, Fremdkörpergefühl, Dauerschmerz hinter dem Brustbein oder Herzrasen. Dann allerdings ist er meist schon relativ groß. Wird er ganz früh entdeckt, so kann er mittels endoskopischer Chirurgie im Rahmen einer Magenspiegelung entfernt werden. Leider wird er aber oft erst spät entdeckt. Dann wird nach Chemotherapie meist zusätzlich bestrahlt und danach eine offene Ösophagusentfernung durchgeführt, einer schwierigen Operation, die nur an hoch spezialisierten Zentren ausgeführt werden kann. Notfalls wird ein spreizendes Siebrohr (STENT) eingelegt, um die Schluckstörung zu lindern.
Es lohnt sich, den Speiseröhrenkrebs zu verhüten, und dies ist auch möglich[16,17,18,19,20,21]. Man erreicht dies, durch ein rasches, dauerhaftes, diätetisches Ausheilen der Refluxkrankheit und durch eine Umstellung der Ernährung auf unsere vegetabile Frischkost mit hohem Rohkostanteil (⅔), mit frischem Obst am Beginn jeder Mahlzeit, Nikotinabstinenz, durch gesunde Getränke statt Alkohol und Kaffee, dadurch, dass man zu heiße Speisen und Getränke meidet, durch sachtes Andünsten statt Rösten, Braten und Frittieren und durch eine Reduktion von Käse, Eiern und Milchprodukten auf minimale Mengen. Wichtig sind auch viel Vormitternachtsschlaf und täglich viel Bewegung[22,23,24,25,26].

Erkrankungen des Magens

Die Magenentzündung (Gastritis)

Die Entzündung kann sich langsam, schleichend entwickeln durch langdauernde schädigende Einflüsse körperlicher und seelischer Art, oder sie kann sich akut einstellen durch eine Vergiftung oder Infektion.
Die akute Magenentzündung lässt sich rasch beheben, durch streng einsetzende Schonung und Ruhe, während die chronische Magenentzündung eine geduldige und konsequente Arbeit erfordert, damit der Schaden am Verdauungsgewebe wieder geheilt wird.

Der übersäuerte Magen (chronische Gastritis)

Auf immer wiederkehrenden Reiz durch zu heiße, zu kalte, scharfgewürzte, unnatürliche Reiznahrung, durch Mangel an Frischwerten, und auch durch nervöse Dauerspannung (Stress), Ärger und Missmut, besonders wenn während der Nahrungsaufnahme, entsteht zuerst der übersäuerte Magen, mit entzündeter Schleimhaut, unnatürlichem Reizhunger, saurem Aufstoßen, Krampfgefühl nach dem Essen und Brennen und Wundgefühl im Nüchternzustand.
Häufiges, hastiges, übermäßiges und reizstoffreiches Essen, womöglich kombiniert mit Nikotin, Alkohol, Kaffee, Zuckerwaren, verschlimmern die Lage. Dauert dieser Zustand lange an, so entstehen im Magen, in der Speiseröhre oder im Zwölffingerdarm potentiell gefährliche Geschwüre. Medikamente, welche die Magensäure vermindern, können anfangs die Symptome lindern. Aber sie heilen die Ursache der chronischen Gastritis nicht aus und wenn sie über längere Zeit genommen werden, ist ihr Potential an teils sehr gefährlichen Nebenwirkungen groß. Sie sollten nur kurze Zeit, etwa bis zur Abheilung eines Geschwürs eingesetzt werden.

Der säurearme, schlaffe Magen

Wenn der beschriebene Reizzustand sehr lange andauert, so kann sich der Magen erschöpfen und zum säureverarmten, schlaffen Magen werden, der wie ein Sack in die Bauchhöhle absinkt, sich mühsam und nur langsam entleert und dessen Inhalt durch das zu lange Verweilen in Zersetzung übergeht. Fades Aufstoßen, Druck- und Völlegefühl, Blähungen bis zu schwererem Aufgetriebensein sind die Folge.

Der Verlust an desinfizierender Säure lässt krankheitserregende Bakterien im Magen, Zwölffingerdarm, Dünndarm, und den Gallenwegen eindringen und so können sich Entzündungen entwickeln im Zölffingerdarm, in der Leber, der Gallenblase und im Dickdarm (bakterielle Fehlbesiedelung). Diese häufig vorkommende Verdauungsstörung (Verdauungsdyspepsie) mit Aufgetriebensein nach jedem Essen, Verstopfung und Durchfallkrisen sind die Zeichen mikrobieller Fehlbesiedlung, bei welcher die körpergerechten, gesunden Bakterien mehr und mehr durch gärungs- oder fäulniserregende Stämme, manchmal auch Pilze, überwuchert und verdrängt

worden sind. Auf solchem Boden wächst schließlich mit Vorliebe auch der Magenkrebs.
Auch die chronische Dickdarmentzündung (Colitis) beginnt meist in solch degeneriertem Magen-Darmmilieu. Auch Lebererkrankungen wie zum Beispiel die epidemische Gelbsucht, die so häufige Leberschwäche durch deren Verfettung bei Übergewicht, regelmäßigem Alkoholkonsum, chronische Leberentzündungen, Gallenleiden, gehen oft mit einer chronischen, säurearmen Magenentzündung und einem chronisch entzündeten Darm einher. Darum muss bei Magen-Darmstörungen immer die Leber und deren Enzyme gut untersucht werden, um einen Leberschaden auszuschließen.

Die Fehlbesiedlung des Magens mit Helicobacter pylori

Der bekannteste Keim bakterieller Fehlbesiedelung des Magens ist Helicobacter pylori. Dieses kleine, gekrümmte Bakterium kann sich mit Geißeln in der Magenschleimhaut fortbewegen und findet in der kranken, an Säure verminderten Schleimhaut Schutz. Helicobacter pylori produziert einen Giftstoff, der die Magensäurebildung anregt. Damit unterhält Helicobacter die Magenentzündung, verstärkt sie und erzeugt Magen- und Zwölffingerdarmgeschwüre. Bei 80 % der Patienten mit Magengeschwür (ulcus gastrici) und 90 % der Patienten mit Zwölffingerdarmgeschwür (ulcus duodeni) floriert dieser Keim im Magen. Aber es gibt auch Menschen mit Helicobacter, die kein Geschwür haben. Aber 9 von 10 Menschen mit Gastritis tragen diesen Keim in der Magenschleimhaut.
Helicobacter wird beschuldigt, Magenkrebs zu erzeugen. Allerdings wurde wissenschaftlich nachgewiesen, dass nur gerade jeder Tausendste Helicobacterträger an einem Magenkarzinom erkranken wird, und dass somit Helicobacter nur eine von vielen Ursachen sein kann[27,28,29].
Helicobacter kann mit antibiotischer Therapie in Kombination mit magensäureblockenden Medikamenten oft vorübergehend eliminiert werden (Eradikation). Doch heilt dies nicht die Ursache, so dass die chronische Gastritis und Refluxkrankheit wieder erscheinen wird. Der Vitamin C-Gehalt der Magenschleimhaut ist beim Gesunden in der Magenschleimhaut besonders hoch, bei Helicobacter erniedrigt. Die diätetische Heilung der chronischen Gastritis kann durch die Einnahme von täglich 4 × 500 mg Vitamin C unterstützt werden.

Der Magenkrebs

Weltweit ist das Magenkarzinom der zweithäufigste Tumor des Menschen. In Mitteleuropa ist diese Krebsart seit den 1930er-Jahren rückläufig, gegenüber anderen Karzinomen. Man erklärt dies mit der Verbreitung der Kühlschränke und dem vermehrte Konsum von frischem Obst und Gemüse statt gepökeltem Fleisch und Konserven. In Deutschland ist jede fünfte Krebserkrankung ein Magenkarzinom[30,31], jährlich 5 von Hunderttausend Menschen, zu ⅔ Männer, oft um das 50. Lebensjahr.
Neben der chronischen Gastritis mit Magengeschwür und Helicobacter pylori ist ein hoher Nitritgehalt der Nahrung eine der wichtigsten Ursachen. Nitrite sind in gepökelten Fleisch- und Wurstwaren in hoher Konzentration vorhanden und teils auch in Konservennahrung, an gespritzten Gemüsen und Salaten und in schlecht aufbereitetem Trinkwasser. Nitrite verwandeln sich im Magen in Nitrate, die Krebs erregen. Auch das Rauchen erhöht das Magenkrebsrisiko. Bei chronischer Magenentzündung kann sich die Schleimhaut umwandeln, bis sie einer Darmschleimhaut ähnelt. Diese Stellen sind besonders gefährdet für Krebs. Auch

in an sich gutartigen Adenomen findet man zu 30 % Krebs[29]. Bei Eisenmangel und Besiedlung mit Helicobacter pylori ist das Magenkrebsrisiko stärker erhöht[32]. Etwa jedes dreißigste chronische Magengeschwür entartet zu Krebs Es gibt eine gewisse familiäre Häufung von Magenkrebs und andere Erbfaktoren. Menschen mit Blutgruppe A haben ein etwas höheres Magenkrebsrisiko[33]. Eine deutliche Erhöhung von Obst-und Gemüse in der Nahrung vermindert das Magenkrebsrisko signifikant[17,20]. Je höher der Vitamin C-Spiegel im Blut ist, desto geringer ist das Magenkrebsrisiko.[34] Menschen mit Übergewicht und Mangel an Bewegung erkranken häufiger an Magenkrebs. Der Genuss von Obst mehrmals täglich und Gemüse und eine starke Reduktion der tierischen Nahrung schützt vor Magenkrebs, auch der Verzicht auf Rauchen, Kaffee[35,36] und Alkohol[21,22,23,24,25]. Kaffee erzeugt chronische Gastritis. Röststoffe, sowie die stark oxydierenden Inaltstoffe Methylxanthin, Methylthioxal und Wasserstoffsuperoxyd potenzieren sich gegenseitig in der Erzeugung freier Radikale und erhöhen das Krebsrisiko ganz allgemein.
Diätetisch besonders schützend sind folgende Nahrungsmittel: alles Obst und Gemüse, Knoblauch, rohe Zwiebeln, frische Zitronen, Brokkoli, Grünkohl, frische Tomaten, Vollweizen, Vollgerste, Leinsamen, alle möglichst in rohem Zustand genossen. Aber auch alle anderen Früchte und Gemüse schützen ganz entscheidend vor Krebs[37,38]. Bei vorsichtigem Kochen reduziert sich diese Schutzwirkung um rund 50 %[39].

Tragisch ist, dass der Magenkrebs, solange er klein ist, keine Symptome erzeugt. Erst viel später klagen die Patienten über Völlegefühl, noch später über anhaltende Schmerzen, Appetitlosigkeit, Übelkeit. Darum wird Magenkrebs meist nur bei einer Magenspiegelung zur Vorsorge oder wegen Entzündung und Geschwür (Ulcus) früh entdeckt. Blutarmut und Thrombose in Oberflächenvenen können Begleiterscheinungen von Magenkrebs sein[40].
Wird ein Magenkarzinom ganz früh erkannt, so dass es noch auf die Schleimhaut begrenzt ist, so kann es im Rahmen der Magenspiegelung entfernt werden. Danach empfehlen wir, neben der onkologischen Nachsorge, eine langdauernde diätetische Therapie zur Ausheilung der Ursache.
Wird Magenkrebs spät erkannt, wird heute eine Chemotherapie empfohlen mit anschließender Entfernung des Magens und Überbrückung mit einer Dünndarmschlinge. Dies sind schwere, tragische Krankheitsverläufe. Ihnen vorzubeugen lohnt sich.

Erkrankungen der Bauchspeicheldrüse

Die akute Bauchspeicheldrüsenentzündung (akute Pankreatitis)

Sie wird meist durch Gallensteine verursacht, welche den Abfluss behindern und erzeugt starke Schmerzen im Oberbauch, die in den Rücken ausstrahlen, Übelkeit, Erbrechen, Fieber und Verstopfung. Unter Nahrungskarenz und Infusionen in der Klinik heilt sie in der Regel aus[41].
Dabei muss der Blutzuckerspiegel überwacht werden. Danach lohnt sich ein sorgsamer, diätetischer Aufbau, der auch das Gallensteinleiden mitberücksichtigt.

Die chronische Pankreatitis

Die Ursache der chronischen Pankreasentzündung ist der Alkohol. Die medizinische Wissenschaft hält fest, dass ein regelmäßiger Konsum ab 16 g Reinalkohol pro Tag für die Bauchspeicheldrüse gefährlich ist. Dies entspricht 4 dl Bier, 1,1 dl Rotwein, 4,5 dl Apfelwein oder 50 ml Branntwein oder Spirituosen. Bei regelmäßigem „Gläschen in Ehren" bilden sich in den feinen Pankreasgängen Niederschläge (Sludge). Diese erzeugen die chronische Bauchspeicheldrüsenentzündung. Zudem schädigt der Alkohol die Drüsenzellen direkt und stört die Funktion des Schließmuskels des Ausführungsganges des Pankreas, so dass die im Dünndarm aktivierten Verdauungsenzyme zurückweichen und eine Selbstverdauung des Pankreas auslösen. In Deutschland werden jährlich 8000 Menschen, zu 70 % Männer, wegen chronischer Pankreatitis hospitalisiert. Andere Ursachen sind selten.

Der Pankreaskrebs (Pankreaskarzinom)

Jedes Jahr erkrankt einer von 10000 Menschen an Bauchspeicheldrüsenkrebs. Wissenschaftlich anerkannte Ursachen sind ein Alkohol-, Tabakkonsum, eine Ernährung reich an tierischen, gepökelter oder gebratener Speisen und körperliches Übergewicht. Täglicher Konsum von mehr als 2 Tassen Kaffee erhöht das Risiko ebenfalls signifikant[42]. Auch für Schwarztee täglich gibt es diesbezüglich Hinweise. Meistens wird der Tumor spät erkannt, so dass er nicht mehr entfernt werden kann. Krebs ist kein Zufall. Erkrankungen der Bauchspeicheldrüse können verhindert werden[33,34,35,36]. Entscheidend ist hier die Verhütung, indem das Pankreas geschont wird und die Fähigkeit des Organismus, entstehende Krebsgeschwülste zu vernichten, gefördert wird, durch eine vegetabile Ernährung mit mindestens 70 % Rohkostanteil und dem Verzicht auf Reizmittel wie Alkohol Nikotin, Kaffee, Zucker und gepökelte, stark gebratene oder gegrillte Speisen. Ein Verzicht, der sich lohnt[43].

Das Versagen der Bauchspeicheldrüse (Pankreasinsuffizienz)

Bei chronischer Entzündung oder der Erbkrankheit Mucoviszidose kann die Bauchspeicheldrüse ihre Enzyme nicht in genügender Menge erzeugen, so dass der Darm die Nahrung nicht mehr korrekt verdauen kann (Malabsorption).
Der Stuhl ist fetthaltig und schwimmt oben auf. Eine leichte vegetabile Frisch-

kost mindert den Enzymbedarf beträchtlich und bessert das Leiden. Zusätzlich stehen Enzymzubereitungen zur Verfügung.

Die endokrine Pankreasinsuffizienz bewirkt Zuckerkrankheit.

Erkrankungen des Darmes

Das Zwölffingerdarmgeschwür (Ulcus duodeni)

Die bei den Magenkrankheiten beschriebene chronische Magenentzündung mit bakterieller Fehlbesiedlung des Magens ist die wichtigste Ursache des Zwölffingerdarmgeschwürs. Es zeigt sich durch große Empfindlichkeit auf den Magen reizende Nahrung und durch starke Schmerzen in der Mitte des Oberbauches (Epigastrium) und oft auch rechts unter der Leber, mit Ausstrahlung nach rechts in den Rücken, Appetit- und Gewichtsverlust. Nach einer ersten Vernarbung kann es immer wieder aufbrechen. Diese entartet praktisch nie zu Krebs. Dauert der Zustand lange, so verformt sich der Zwölffingerdarm und wird eng. Eine dauerhafte Heilung ist nur möglich durch die diätetische Heilung der chronischen Magenentzündung.

Der Darmkatarrh (Enteritis, Colitis, Gärung, Fäulnis)

Verstopfung oder Durchfall sind als häufigste Darmbeschwerden Ausdruck gestörter Darmfunktion sowohl in der Darmperistaltik als auch im bakteriellen Milieu. Der darmkranke Patient empfindet Schwere, Völle, aufgedunsenen Leib, mühsame Entleerung im Wechsel mit Bauchgrimmen und tageweisen Durchfallattacken mit starker Gasbildung. Solche Durchfälle können nach dem Essen bestimmter Nahrungsmittel, nach Erregung, Erschöpfung, bei Erwartungsspannung vor Terminen, Prüfungen oder anderen Ereignissen oder auch ohne ersichtlichen Grund auftreten, in scheinbar rhythmischem Wechsel mit Verstopfung: das typische Bild des Dickdarmkatarrhs mit bakterieller Fehlbesiedelung.

Das allgemeine Befinden leidet unter einer solchen Stauung: Die Stimmung ist labil, gereizt, oft gedrückt, man fühlt sich müde, neigt zu Wetterempfindlichkeit, Kopfweh und Migräne. Man hat schlecht durchblutete Hände und Füße. Eine große Zahl von Rheumakranken sind zugleich Dickdarmpatienten (s. Handbuch Nr. 10, für Rheuma und Arthritiskranke). Es zeigt sich hier, wie sehr der Dickdarm als Störungsherd und Giftquelle die gesamte Gesundheit belastet. Fehlen die gesunden Darmbakterien, so wird die Verwertung der Nahrung, der Abtransport von Schlackenstoffen, die Entgiftung gestört; es fehlen Schutzstoffe, Fermente und Vitamingruppen (z. B. die Vitamine B_{12}, B_2, K), welche nötig sind für einen richtigen Umbau der Nahrung in Körpersubstanz und Energie. Es entsteht Fäulnis oder auch Gärung, besonders wenn zu viel gegessen wird. Die Nahrung verweilt zu lange im Darm und zersetzt sich und die Giftstoffe treten durch die gereizten und geschwächten Darmwände in die Blutbahn ein, lösen allergische Abwehrreaktionen aus und schädigen das ganze Körpergewebe.

Die Hauptursache einer derart gestörten Darmfunktion liegt in der allgemein verbreiteten Fehlernährung. Sie ist ein Ausdruck der allgemeinen Gewebeschwächung durch Mangel an lebenswichtigen Schutz- und Vitalstoffen, Spurenelementen und Enzymen, wie sie nur in einer harmonischen, natürlichen Nahrung genügend und in richtigem Verhältnis zueinander vorhanden sind. Das immense Netzwerk der Kapillaren, das alles durchdringende zarte Bindegewebe (Matrix) mit seiner Grundsubstanz, in ein molekulares Netzwerk aus Proteoglykanen eingebettet, das den Informations- und Stoffaustausch zwischen allen Zellen des Organismus kontrolliert. Die feinst gebauten und aufeinander abgestimmten Verdauungszellen leiden zuallererst unter Ernährungsschäden. Kommt eine akute, allgemeine Erkrankung dazu, etwa eine Infektion, zum Beispiel eine Gelbsucht, eine Darmgrippe, oder eine Reisedysenterie, eine Erkältung oder auch ein seelisches Trauma, so ist die akute oder chronische Dickdarmentzündung (Colitis) da. Die so oft verschriebenen Medikamente gegen Durchfall oder Verstopfung verschlimmern die Situation nur, auch nicht die allgemein verschriebene Brei- und Schonkost, bei welcher der Organismus an wichtigen Stoffen verarmt und sich die Darmflora keinesfalls bessert, auch keine Klimakur und keine ängstliche Vermeidung aller Anstrengungen. Die Colitis kann dauerhaft geheilt werden, aber nur durch die Rückkehr zu einer gesunden Lebens- und Ernährungsweise. Die Diät muss mechanisch und stofflich dem Zustand des Verdauungssystems sorgsam angepasst werden und der Wille zur Heilung muss vorhanden sein.

Schwere Formen der Darmentzündung mit Schleimhautgeschwüren und massiv blutigem und schleimigem Stuhlabgang (infektiöse Colitis oder Colitis ulcerosa bzw. Morbus Crohn), benötigen oft Spitalpflege und tägliche ärztliche Überwachung. Nach solchen Krisen kann die Therapie ambulant weitergeführt werden. Eine sorgsame Begleitung, eingehende Beratung durch den Arzt, die es dem Patienten erlaubt, die diätetische Therapie korrekt durchzuführen, ist die wichtigste Voraussetzung für die Heilung.

Darmträgheit und Durchfall

Der träge Darm bedarf der Frischkost in Form von ballaststoff- und zellulosereichen, möglichst unzerkleinerten Rohgemüsen, Obst und Vollgetreidespeisen. Durch konsequente Durchführung längerer und wiederholter reiner Rohkostperioden wird die Wiedererlangung einer normalen Darmtätigkeit und Verdauung bewirkt, und der Darm erlangt seine Fähigkeit zurück, die zugeführte Nahrung ökonomisch auszunützen. Der Patient erlebt dann, besonders eindrucksvoll in vorgerückten Jahren, dass der Körperbetrieb bei viel geringerer Nahrungszufuhr als zuvor normal funktioniert und wieder große Leistungsfähigkeit entwickelt.

Bei Durchfall muss der gereizte Darm möglichst geschont werden. Die rohen Nahrungsbestandteile werden in Saft- oder Püreeform verabreicht. Noch weitere Milderung bringt ein Zusatz von Pflanzenschleim oder Getreidegel („Einhüllen“ der Frischsäfte).

Obwohl Durchfall und Verstopfung entgegengesetzte Störungen sind, lösen sie sich doch häufig beim gleichen Patienten in regelmäßigem Wechsel ab und sind gleichermaßen Folgen dauernder Ernährungsfehler und tiefgreifender Störungen im mikrobiellen Milieu des Darmes, im Stoffwechsel und Entgiftungsvorgang des Körpers, wobei häufig eine Infektion oder eine seelische Konfliktsituation die Störung auslöst. Verstopfung und Durchfall sind auch beide Ausdruck falscher Darmbewegung (Schlaffheit oder Verkrampfung) und gestörten Darmmilieus (bakterielle Entzündung, Vergiftung mit Toxinen krankmachender Keime). Als Folge leidet nicht nur der Darm, sondern auch das Immunsystem, der Magen, die Leber, die Bauchspeicheldrüse, das alles durchdringende zarte Bindegewebe mit seiner Grundsubstanz (Matrix), bis schließlich der ganze Organismus in eine chronische

Verschlackung durch Giftstoffe geraten kann und Rheuma, Arteriosklerose, Migräne, Alzheimerkrankheit, Diabetes mellitus, Nierenschäden usw. entstehen. Beide Extreme, Durchfall und Verstopfung, bedürfen somit der gleichen Grundlinie in der Behandlung: Entgiftung, Entschlackung, Ordnung der Funktion und Ordnung in der ganzen Lebensführung, im Besonderen einer Heilnahrung von höchster Qualität.
Natürlich muss diese Grunddiät an die verschiedenen Ausdrucksformen der Magen-Darmerkrankung sorgsam angepasst werden, wie dies in den Kostformtypen I – V und im Rezeptteil angegeben ist.

Abführmittel
Quellmittel regen durch Vergrößerung des Stuhlvolumens die Darmtätigkeit an. Lactulose beeinflusst die Darmflora, indem sie die Population der Lactobacillen fördert. Sie sind nicht schädlich, bewirken aber keine Heilung der Störung. Senna-haltige und chemische Abführmittel sollen vermieden werden, da sie den Darm noch weiter lähmen und erschlaffen. Längere und wiederholte Frischkostperioden führen hingegen bei konsequenter Durchführung fast immer zu normaler Darmtätigkeit und Verdauung, zur Wiederherstellung einer vollen Nutzung der Nahrungsmittel durch den Darm und zu regelmäßiger, gesunder Stuhlentleerung. Beachten Sie hierzu den Abschnitt „Dauerdiät bei Neigung zu Verstopfung“, Seite 64.

Ganz wichtig ist, dass die Malzeiten ruhig und in entspannter Atmosphäre eingenommen werden. Danach soll nachgeruht werden und täglich soll eine Wanderung von mindestens einer Stunde unternommen werden. Die Bewegungen und die Rhythmik des Gehens regulieren die Motilität des Darms und helfen mit, Krebs zu verhüten[19,22,23,24,25]. Der Leibwickel verbessert belebt die Darmfunktion und fördert die Durchblutung.

Sehr oft ist der Darm zudem Ausdruck ungelöster seelischer Lebenskonflikte oder unverarbeiteter Traumen, die zusätzlich zur diätetischen Therapie unbedingt angegangen werden müssen.

Darmfäulnis und Gärung, die bakterielle Fehlbesiedlung

Die Darmflora ist ein dynamisches bakterielles Ökosystem. Die ersten Bakterien, die in den Darm gelangen, gedeihen ab der Geburt. Die ersten Bakterien, die den Darm besiedeln, sind Enterobakterien, Escherichia coli und Streptokokken. Kaiserschnittkinder erhalten zuerst eine unnatürliche Darmflora. Der Darm gestillter Kinder wird in den ersten Wochen hauptsächlich von Milchsäure produzierenden Bakterien besiedelt, von Bifidusbakterien und Laktobazillen. Sie erzeugen Milchsäure, so dass das Milieu im Darm angesäuert wird. Der Stuhl ist gelb und körnig. Die Milchsäure erschwert krankmachenden Bakterien den Zugang und schützt so vor Infektionen. Im Darm der Flaschenkinder, welche die adaptierte, unnatürliche Pulvermilchnahrung erhalten, gleicht die Darmflora derjenigen des Erwachsenen, mit alkalischem Milieu und dunklen Stühlen. Im Darm eines gesunden erwachsenen Menschen leben etwa 100 Billionen Bakterien, etwa 500 Arten, vor allem Bakterien, die sich ohne Sauerstoff vermehren können (Anaerobier).
Die wichtigsten Arten sind Bacteroides, Firmicutes, Proteobakterien und Aktinobakterien und nur in ganz geringer Menge Bifidobacterien, Eubacterien, Clostriden, Fusobakterien, Ruminokokken und Rosaburia. Im Dünndarm leben dagegen wesentlich weniger Bakterien, vor allem solche, die mit und ohne Sauerstoff gedeihen können (fakultative Anaerobier), wie Enterokokken und Laktobazillen. Gesunde Escherichia coli-Stämme gedeihen in saurem Stuhlmilieu. Andere Koli-Arten sind Krankheitserreger, wie enterohämor-

rhagische, enteroinvasive und enterotoxische Koliarten. Krankmachende Bakterien, Pilze. Amöben, Lamblien und Wurmparasiten können nur bei stark gestörter Darmflora pathogen werden, da eine gesunde Flora diese am Wachstum hindert (Kolonisationsresistenz). Eine Nahrung reich an Kohlenhydraten und Ballaststoffen fördert das Wachstum vergärender Bakterien, welche harmlose Kohlendioxyd-, Wasserstoff- und Methangase bilden und die stark riechende Buttersäure, die für die Ernährung der Darmschleimhautzellen ganz wichtig ist und diese vor Krebsmutationen schützt.

Eiweiße werden dagegen durch die obligat anaerobe Flora abgebaut, die bei eiweißreicher Nahrung überhand nehmen. Dabei entstehen nach Jauche oder faulen Eiern riechende giftige Gase wie Thiole, Indole und Schwefelwasserstoff und wenig Stickstoffgas.
Infektionen mit solchen Bakterien erzeugen teils gefährliche Darmentzündungen, vor allem das Bakterium Clostridium difficile, das in Spitälern und Heimen zu Hause ist (Hospitalismus), da es auf alle Antibiotika und Desinfektionsmittel resistent geworden ist und eine gefährliche, pseudomembranöse Enterocolitis verursacht (eine nosokomiale Infektion).

Die Fehlbesiedlung des Dünndarms

Sie verursacht teils massive Verdauungsstörungen und Nahrungsunverträglichkeiten, die großes Leid verursachen. Der H_2-Atemtest gibt erhöhte Werte. Ist dies der Fall, soll die Diagnose der Fehlbesiedelung mit einem H_2-Atemtest mit Lactose oder Fructose gesichert werden. Die Dünndarm-Fehlbesiedelung erzeugt oft eine Intoleranz für Fruchtzucker (erworbene Fruktoseintoleranz), da die fruktoseverwertenden Bakterien bei Genuss von Fruchtzucker (Obst, süße Gemüse) sich rasch vermehren können und Durchfall und Übelkeit verursachen können. Zudem reagiert die geschwächte, gereizte Dünndarmschleimhaut bei der Fehlbesiedlung des Dünndarms oft hochempfindlich auf Histamin, das in vielen Nahrungsmitteln vorkommt. In diesen beiden Situationen muss anfänglich auf Fruktose bzw. stark histaminhahltige Nahrungsmittel verzichtet werden. Ist die Fehlbesiedlung mit kohlehydratverwertenden Bakterienarten ausgeprägt, da viel zucker- und stärkehaltige Speisen eingenommen werden, beginnen sich auch Pilze, besonders Candida albicans, im Darm anzusiedeln. Die Überwucherung des Darmes mit Candida albicans ist auch bei Säuglingen, die mit Flaschenpulvermilch ernährt werden häufig. Bei erwachsenen Menschen kann die Überwucherung mit diesem Hefepilz auch ohne Immunschwäche (AIDS) so stark werden, dass die Candida albicans in die Blutbahn und in verschiedene Organe eindringt (Candidosis).

Die Darmfäulnis

Sie entsteht durch zu eiweißreiche Kost. Die im Übermaß zugeführten Eiweiße werden durch anaerobe Darmbakterien abgebaut, welche durch diese Fehlernährung übermäßig gedeihen. Dabei werden die Darmschleimhautzellen mangelhaft ernährt, da zu wenige Ballaststoffe im Darm vorhanden sind, und zu wenig vergärende Bakterien, um die kurzkettigen Fettsäuren für deren Ernährung zu erzeugen. Die Fäulnisgase sind für die Schleimhaut und den Stoffwechsel giftig und erzeugen Blähsucht (Meteorismus). Das Krebsrisiko ist erhöht. Darmfäulnis ist die wichtigste Ursache für das Reizdarmsyndrom. Die Nahrung wird unvollständig verdaut (Lienterie), der Stuhlgang träge oder er zerfällt und wird explosionsartig entleert, wenn auch der Enddarm entzündet ist (Proktitis). Die Entleerungen riechen faulig und sind scharf, wund machend. Oft entzünden sich in dieser Situation auch die Venen des Enddarmes (Hämorrhoiden).

Die Therapie der bakteriellen Fehlbesiedlung:

Bei der Therapie der Darmfäulnis muss das Eiweiß in der Nahrung stark reduziert werden, zum Beispiel mit der Rohapfeldiät beginnend und mit der Rohkostdiät fortfahrend. Bei Gärungsprozessen werden hingegen hochwertige Eiweißstoffe verwendet, beginnend mit der Sauermilchdiät, sofern keine Milchunverträglichkeit besteht, dann Rohkostdiät mit grünen Blättern, Rohgemüsen und Salaten unter Beigabe von frischem Soja, Sauermilch, Buttermilch, Quark und fettarmem Weichkäse. Bei den Rohgemüsen sind nicht blähende Sorten auszuwählen. Am besten sind sie vorerst als Frischsäfte zentrifugiert zu geben (Kostform II A – C). Getreide wird nur fein gemixt als Vollmehl, Gel oder Schleim verwendet, dazu Knäckebrot, Vollkornzwieback und Keimbrot. Beim Obst werden die sauren und die wenig Zucker enthaltenden Sorten gewählt, zum Beispiel Beerenfrüchte, besonders Heidel- und andere Blaubeeren, deren Inhaltsstoffe, die Flavonoidgruppe der Anthrocyane enthalten, welche der Entzündung entgegenwirken, das Immunsystem modulieren und krankmachenden Keimen entgegen wirken. Zucker und Weißmehl sind verboten.
Für die Kontrolle des Heilungsverlaufs der Darmkrankheiten hat sich die bakterielle Kultur und genaue Kontrolle der Darmflora bewährt. Außer der Art und Verteilung der physiologischen Darmflora wird nach pathologischen Keimen (Kocken, Welch-Fraenkel, Proteus), Parasiten, Amöbenarten, Lamblien usw. gesucht und auch der Gärungs- oder Fäulnisgrad (pH und organische Säuren etc.) bestimmt. Durch Verabreichung von normalen, lebenden Coli-Keimen über Mund und Darm erreicht man öfters eine raschere Umstimmung des Darmmilieus (Symbioselenkung) und eine stärkere Bildung von Wirkstoffen durch das vermehrte Wachstum phyiologischer Kolistämme. Zur weiteren Verbesserung der Darmverhältnisse hat sich eine zusätzliche Vitaminzufuhr (A-, B-Gruppe, Vitamin C) bewährt, sowie die Verwendung von Heilerden und von Pflanzenkohle. Zur Desinfektion des Darmes kann man sich auch der natürlichen antibiotischen Wirkung von Garten- und Kapuzinerkresse-Salat bedienen (3-mal täglich 20 – 30 g). Die Parasiten- und Infektbehandlung gehört in die Hand des Arztes.
Naturjoghurt, mit Vollkorn, Kartoffeln, Frischobst (oder Obstsäften) und anderen Speisen zusammen gereicht, ergibt eine ideale Kombination. Durch seine darmumstimmende Wirkung beeinflusst er sowohl Verstopfung wie Durchfall günstig und ist überdies nahrhaft und durststillend. Milchsäuerungsprodukte gehören, sofern vertragen, zur Vollwertnahrung. Es kommt ihnen auch eine diätetische Aufgabe zu. Joghurt wird mit Vorzug aus schonend gekochter und selbst pasteurisierter Vorzugsmilch hergestellt, denn ohne vorherige Erhitzung erhält man keine reine Joghurt-Bazillenkultur, während die in heißer Witterung entstandene Sauermilch aus Rohmilch – falls von einwandfreier Qualität – die meisten Qualitäten der Rohmilch bewahrt. Joghurt, Sauer- und Buttermilch enthalten bestimmte, für die erwähnten Sorten typische Milchsäurebazillen und wirken in mäßigen Mengen heilend auf das bakterielle Milieu des Darmes, fördern die Verdauung, verhindern Blähungen und erlauben Milchzufuhr in angesäuerter Form bei allen jenen zahlreichen Magen-Darm-Patienten, die auf Süßmilch mit allergischer Reaktion (Blähungen, Krämpfe u. a.) antworten. Ärzte in tropischen Ländern wissen, welch heilende Wirkung die Sauermilch auf das zarte Verdauungssystem des Säuglings in der

Abstillperiode ausübt und welche heilende Wirkung ein paar Tage Buttermilchdiät bei akuten Darminfektionen ausüben. In Deutschland sind in Reformhäusern einige Spezialsauermilcherzeugnisse erhältlich, die dem gewöhnlichen Joghurt vorzuziehen sind. Es handelt sich dabei um die Produkte Bioghurt, Lünebest-Spezial Joghurt und Sanoghurt. Bei allen Sauermilcharten gilt, dass sie maßvoll genommen werden sollen. In der Krankendiät kontrolliere der Arzt die Menge und Dauer der Zufuhr.

Die Blinddarmentzündung

Die Entzündung des Wurmfortsatzes (Appendix) des Blinddarms (Coecum) ist fast immer die Folge dauernder Dickdarmreizung, Fäulnis und Verstopfung, verursacht durch ungesunde Nahrung.

Bei *akutem*, manchmal mit Fieber einhergehendem Schmerz im rechten Unterbauch soll stets und sofort der Arzt gerufen werden. Es ist eine Notfallsituation. Abführmittel sind dann streng verboten. Fasten, auch keine Getränke und still liegen bis der Arzt erscheint und entscheidet, ob eine Operation nötig ist.

Die *chronische Appendizitis kann* mit der Neuraltherapie meistens geheilt werden. Nur in den wenigen Fällen, wo dies nicht gelingt, wird eine Operation nötig, um die endgültige Heilung zu ermöglichen und eine Ausstreuung von Infektstoffen aus dem Entzündungsherd in den Körper zu verhindern. Oft werden die Schmerzattacken, die sich bei der chronischen Appendizitis in mehr oder weniger regelmäßigen Abständen einstellen, durch sofort einsetzende Heildiät (Vollfasten oder Frischsäftekost) zum Abklingen gebracht, werden seltener und leichter und kommen langsam und ohne Operation zur Heilung. Auch hier muss bei einer Schmerzattacke immer ein Arzt beigezogen werden. Danach beruhigen auch kalte Prießnitz-Kompressen, auf den Bauch gelegt, den Prozess.

Die Blähsucht (Meteorismus)

Sie ist kein Krankheitsbegriff, aber eine überaus lästige, ja oft schmerzhafte Begleiterscheinung chronischer Magen- und Darmkrankheit. Sie kann bei übersäuertem, noch mehr aber beim säureverarmten atrophischen Magen, bei Leber-, Bauchspeicheldrüsen-Erkrankungen, bei Dünndarm- und besonders bei chronischer Dickdarmentzündung auftreten. Blähungen sind nichts anderes als Gasansammlungen im Magen, Dünn- oder Dickdarm. Nur selten entstehen sie durch Schlucken von Luft (Aerophagie), einer nervösen Erscheinung, erzeugt durch unterdrückte Gefühle, „verschluckten Ärger“, überhitztes Essen bei Reizmagen. Bei der weitaus größeren Zahl an Blähungen leidender Menschen besteht eine tiefgreifende Veränderung der Darmbakterienflora (Fehlbesiedlung). Jahrelange Ernährungsfehler, Reizkost mit regelmäßiger Zufuhr von scharfen Gewürzen, viel Kochsalz, Kaffee, Röstprodukten, Süßigkeiten, vor allem aber von Alkohol und Nikotin, sowie ungenügende Bewegung und Durchblutung der Bauchorgane, sind Grundlage dieser Degeneration des Verdauungssystems. Auch eine Gelbsucht oder eine akute Darminfektion und besonders eine Behandlung mit antibiotischen Medikamenten, zum Teil auch Sulfonamiden und anderen Desinfizientien, kann die Darmbakterien stark verändern und eine Fehlbesiedlung und Dysbiose fördern. Die Folge ist, wie weiter oben beschrieben, eine mangelhafte Produktion von Verdauungssäften und ein Vitaminmangel durch ungenügende Verwertung der Nahrung. Ist die Magenschleimhaut atrophisch geworden, so fehlt der Intrinsic factor für die Resorption des Vitamins B_{12} im letzten Abschnitt des

Dünndarms (Ileum), auch für das von Dickdarmbakterien gebildete Vitamin B_{12}, so dass Blutarmut und neurologische Schäden drohen. Der Patient fühlt dabei von all den verschiedenen Störungen subjektiv oft nur das „Aufgetriebensein", die Blähungen, die sich entweder nach der Nahrungsaufnahme oder auch den ganzen Tag über und bis in die Nacht hinein einstellen und ihn quälen und die unter Umständen in schwere Schmerzanfälle mit Bauchfellreizung ausarten können. Oft lösen nur besondere Nahrungsmittel sprunghaft Blähungen aus, zum Beispiel gehärtetes Fett, raffinierte Öle, Schokolade, süße Vollmilch, Kohlgemüse, die gekocht viel blähender sind als roh, frisches Brot, einzelne Obstsorten, Zuckerwaren, fettiges Fleisch, Käse oder hart gesottene Eier. Es handelt sich dabei um individuell verschiedene Überempfindlichkeiten als Ausdruck von Teilschädigungen der Verdauungssekretion oder von Überwiegen besonderer, abnormer, krankheitserregender Bakterienstämme im Darm und meist nicht um ein allergisches Phänomen. Diese bilden in besonderem Nahrungsmilieu akut Gas, das je nach Nahrungsmittel und Bakterienart, bei Gärung geruchlos, bei Fäulnis intensiv schwefelartig riecht. Ein verstopfter Darm, dessen Inhalt fault oder gärt, ist eine Fundgrube für krankmachende Bakterien und eine Quelle für Blähungen und eine chronische Vergiftung des Blutes.

Behandlungsrichtlinien für die Blähsucht:
Die Überwindung der Blähsucht geschieht durch das Überwinden der Grundkrankheit, wie in den einzelnen Krankheitsgruppen beschrieben. Die Regeneration der krankheitserzeugenden Darmbakterien erfolgt durch Vollwert in der Nahrung und im Besonderen durch die Zufuhr der Schutzstoffe und Fermente, wie nur eine natürliche Nahrung sie sicherstellen kann. *Denaturierte Nahrung bedeutet denaturierte Darmflora!* Keine Desinfektion, keine antibiotische Therapie kann auf die Dauer heilen, wo nicht die tägliche Nahrung für das richtige Terrain sorgt.

Als Erstes soll der Darm mit Kamilleneinlauf oder einem Darmbad (Hydrokolontherapie) entleert werden. Dann folgt ein Tag vollständiger Ruhigstellung des Darmes mit ausschließlicher Zufuhr blähungshemmender Teesorten, dann erfolgt ein Übergang zu saftförmiger und nach unterschiedlich langer Dauer, breiförmiger Kost. Vorzug haben Buttermilch, Molke, Joghurt, Leinsamen-, Gersten- und Reisschleim oder Vollweizengel, Karotten-, rote Rüben-, Kohlsaft und schluckweise mehrmals täglich roher Kartoffelsaft, eventuell Sauerkrautsaft und Meerwasser, unter den Obstsäften die sauren Sorten mit Schleim vermischt (die süßen Säfte aus Trauben, süßen Pflaumen, Pfirsichen usw. verursachen durch ihren Zuckerreichtum Gärungsblähungen). Darmreinigung mit Kamilleneinläufen soll alle 1 – 2 Tage erfolgen, solange die Kost saftförmig ist.
Die Bedeutung guten Einspeichelns und Kauens muss dem Patienten erklärt werden. Leibwickel und Bindegewebsmassagen, sowie Atemtraining sind wertvolle Mithilfen.

Sind Blähungen von Durchfällen begleitet, so wird nach dem Teetag am besten ein Apfeltag folgen (siehe Kost II A), eventuell auch ein Buttermilchtag, besonders in der heißen Jahreszeit oder im tropischen Klima. Heilerde, *zwischen* den Mahlzeiten gegeben, mit Blähungstee, wirkt gasbindend und beruhigend, besonders auch vor der Nachtruhe. Reichliches Trinken von Flüssigkeit zu den Mahlzeiten ist ungünstig. Rohe Grünblattgemüse sind besonders wertvoll, müssen aber erfahrungsgemäß während längerer Zeit als dies bei den übrigen Rohgemüsen der Fall ist, in Saft-, oder feiner Breiform gegeben werden. Wenn möglich bevorzuge man kompostgedüngte Grünblattgemüse. Alle *Kohlsorten* werden in Rohsaftform ohne Blähungen ertragen. Gekocht oder unverbreit würde das Verdauungssystem wegen des Zellulosegehaltes mit Gasbildung antworten und ihn nur langsam verdauen. Vollgetreide wird bei konsequenter Verabreichung und sorgfältigem Kauen gut vertragen, zuerst als Schleim, Vollweizengel, dann als gekeimter Weizen, später auch als Schrotbrei und Vollkornbrot. Vollgetreide muss das Weißmehl und maßvoll gegebener Honig den Zucker ersetzen. Süße Vollmilch, versuchsweise und wenig, ist erst nach der ersten strengen Umstimmungsdiät erlaubt – schon vorher aber Sauermilch, Joghurt, Molke, Buttermilch. Teesorten sind besser mit Zitrone oder wenig Rahm anstatt mit Milchzusatz zu verwenden. Ruhe und Entspannung vor und nach der Nahrungsaufnahme sind ganz wichtig. Lebenskonflikte und beruflicher Stress sind oft Hauptförderer der Blähsucht und hindern die Normalisierung des Verdauungsvorganges. Sie bedürfen der Beachtung und Lösung. Neigung zum Frieren muss durch Bewegung und geeignete Wasseranwendungen, Trockenbürsten usw. überwunden werden.

Zusammenfassend: die Blähsucht ist eine Folge krankhafter Veränderung der Darmbakterien. Sie kann nur überwunden werden durch Zufuhr eines Höchstmaßes an Frischwerten in der Nahrung und durch Ausheilung chronischer Verstopfung. Ruhe und die gründliche Entleerung des Darmes soll der Behandlung mit Heildiät vorausgehen. Denaturierte Reizkost muss künftig vermieden werden, die Darmflora laufend regeneriert, der Kreislauf durch tägliches Gehen, Schwimmen und Kaltwasseranwendungen belebt werden.

Das Reizdarmsyndrom

Dieser Begriff umfasst eine Gruppe funktioneller Darmstörungen, welche ungefährlich sind, die aber Symptome unterschiedlicher Darmerkrankungen imitieren. Das Reizdarmsyndrom ist sehr häufig. In den westlichen Industrieländern leiden 15 % aller Menschen daran und jeder 2. Patient, welcher den Magen-Darmspezialisten aufsucht. Das Reizdarmsyndrom wird auch als Colon irritabile, oder irritable bowelsyndrome (IBS) bezeichnet.

Die Patienten leiden an Schmerzen oder Unwohlsein im Bauchraum und veränderten Stuhlgewohnheiten, für welche eine strukturelle oder biochemische Ursache ausgeschlossen worden ist. Der Darm ist bei diesen Menschen allgemein sehr empfindlich, mit Neigung zu Blähungen, Durchfall oder zu Verstopfung oder ein Wechsel zu beidem und Bauchkrämpfe (spastisches Colon).
Manche dieser Menschen leiden auch an chronischen Schmerzen im Becken oder in Muskeln, Faszien und Sehnen (Fibromyalgie) und sind seelisch und geistig erschöpft. Oft verschlechtern sich die Symptome nach Genuss von Milchprodukten oder Weizenbrot, obschon eine Milcheiweißallergie, eine eigentliche Laktoseintoleranz oder Glutenempfindlichkeit nicht nachgewiesen werden konnten. Wissenschaftlich anerkannt ist, dass beim Reizdarmsyndrom in gewissem Grad eine bakterielle Fehlbesiedlung vorliegt. Die Amerikanische Vereinigung der Gastroenterologen hat für die Diagnose des Reizdarmsyndroms die Rom-II-Konsus-Diagnosekriterien herausgegeben, welche die Häufigkeit und Art der Symptome und den Einfluss der Nahrungsaufnahme und Stuhlentleerungen auf diese betreffen. Die Diagnose eines Reizdarmsyndroms darf nur gestellt werden, wenn eine Ultraschalluntersuchung des Abdomens, eine Magen- und Darmspiegelung, ein Profil von Laboruntersuchungen, eine tiefe Dünndarmbiopsie zur Ausschluss einer Zöliakie, H_2-Atemteste zum Ausschluss einer Laktose- oder Fruktoseintoleranz und einer ausgeprägten Fehlbe-

siedlung des Dünndarms und ein Test auf Sorbitunverträglichkeit keine wirklich pathologischen Resultate ergeben haben.

Über die Ursache des Reizdarmsyndroms wird an Kongressen viel diskutiert. Eine leichte Glutensensitivität als teilweise Ursache wird anerkannt, sofern dies durch eine Testphase glutenfreier Diät bestätigt wurde[43].
Bei jedem vierten Patienten entstand der Reizdarm nach einer Darmentzündung oder nach antibiotischer Therapie.
Auch wird vermutet, dass Aromastoffe der Nahrung das Reizdarmsyndrom fördern, auf welche die enterochromaffinen Zellen des Darmes reagieren.

Anerkannt ist heute, dass beim Reizdarmsyndrom eine leichtgradige Fehlbesiedlung des Dünndarms besteht. Dabei ist die Peristaltik gestört und der Transport des Nahrungsbreis verlangsamt. Ungenügend verdaute Nahrungsbestandteile gelangen in die unteren Anteile des Dünndarms, und dienen aus dem Dickdarm eingewanderten Bakterien als Nahrung. Gärung bzw. Fäulnisgase reizen den Dünn- und Dickdarm und erzeugen so die Reizung[44].

Die medizinische Schule behandelt diese Störung durch eine Reduktion kurzkettiger Kohlenhydrate und Alkohole in der Diät. Ferner werden Pfefferminzölkapseln, Ballaststoffzubereitungen und krampflösende Medikamente verschrieben, aber auch wasserlösliche Ballaststoffe wie Flohsamen (Psylliumsamen) oder beruhigende Melissenblätterextrakte. Zudem wurden kurzzeitige antibiotischer Therapien versucht, wonach die Symptome aber immer gleich wieder auftreten. Beim Colon irritabile behebt das homöopathische Mittel Colocynthis in der zweihundertsten Potenz bei Kindern und Erwachsenen, die sich während der Schmerzen zusammenkrümmen, die Krämpfe sofort und zuverlässig.

Das Reizdarmsyndrom ist nach unserer Erfahrung zuverlässig heilbar. Die Therapie der Ursache, der bakteriellen Fehlbesiedlung, entspricht derjenigen der Blähsucht, die im vorherigen Abschnitt beschrieben ist.

Die Zöliakie (Hertersche Krankheit)

Der deutsche Arzt Herter hat 1909 eine Krankheit beschrieben, die er „intestinaler Infantilismus“ nannte, da die Kinder in ihrer Entwicklung sehr zurückblieben. Die Kinder litten an chronischem Durchfall mit Malabsorption (mangelnde Aufnahme der Nahrungsstoffe im Darm) und litten darum an Blutarmut und vielerlei gefährlichen Mangelsymptomen. Die Darmschleimhaut dieser Kinder war zurückgebildet (atrophisch), so dass die Schleimhautzotten degeneriert waren und die Nahrung nicht mehr verwerten konnten. Anfangs glaubte man, die Ursache sei bei diesen Kindern ein angeborener Mangel an einem Enzym, das zur Aufnahme des Glutens notwendig sei, eines Bestandteils des Klebereiweißes Gliadin, das in Weizen, Dinkel, Roggen und in geringem Maße auch in Hafer und Grünkerngetreide vorhanden ist.
Die Unverträglichkeit auf Gluten liegt heute, wenn auch in viel geringerem Maße, bei vielen erwachsenen Menschen vor und wird *glutensensitive Enteropathie* oder Herter-Heubnersche Krankheit oder auch *einheimische* oder *nicht tropische Sprue* genannt. Heute weiß man, dass eine Überempfindlichkeit auf das Gluten vorliegt. Durch Gluten entsteht eine Entzündung der Darmschleimhaut, die zur Atrophie und Malabsorption führt. Auch der Erwachsene leidet an Gewichtsverlust, fettigen Durchfällen, Erbrechen, Appetitlosigkeit, großer Müdigkeit und Melancholie. Bei Patienten mit Zöliakie ist die Erkrankung an Diabetes mellitus des Typs I um 5 – 10 % häufiger. Auch

erkranken sie häufiger an einem Non-Hodkin-Lymphom (Lymphknotenkrebs) und, wie man vermutet, auch an Karzinomen des Verdauungstrakts, so besonders an Lymphknotenkrebs (Lymphom) im Dünndarm.

Je nach der Getreideart, sind die Bestandteile des Klebereiweißes, auf welche das Immunsystem des Darms allergisch reagiert, anders zusammengesetzt[45]. Beim Weizen unterscheidet man α, β und ω Gliadin-C-C Allergen, bei der Gerste ist es das Hordenin und die Amylase-Inhibitoren IAM 1 und CMb, beim Hafer, der nur sehr selten allergische Reaktionen auslöst, sind es die Avenine A, E und F und beim Roggen das Secalin. Die Weizen- und Gerstenallergene sind auch für das Bäckerasthma verantwortlich. Glutenfreie Getreidearten sind Mais, Reis und Hirse. Allerdings werden diese in manchen Mühlen durch Gluten verunreinigt. Nach den EU-Verordnungen müssen diese den Vermerk „kann Spuren von Gluten enthalten" tragen. Für Zöliakiekranke gibt es im Handel garantiert glutenfreie Produkte. In der EU sind diese mit einem besonderen Logo versehen, zum Beispiel mit einer durchgestrichenen Ähre.

Die Glutenempfindlichkeit bei Erwachsenen ist heute viel häufiger geworden. Sie hängt von der Ernährungsweise und der Qualität der Getreideverarbeitung ab. So leidet in Dänemark jeder zehntausenste Mensch an Gluten-induzierten Symptomen, in den USA dagegen jeder dreihundertste. Man hat errechnet, dass weltweit etwa jeder dreitausendste Mensch an gluteninduzierten Symptomen leidet. In Glutenallergie-Suchtests reagiert aber jeder hundertste Amerikaner und jeder fünfhundertste Deutsche[46]. Wird in der Säuglingszeit Getreide früh gegeben, so nimmt man an, dass das Risiko, eine Zöliakie zu entwickeln höher sei. Erwachsene Menschen, Frauen häufiger als Männer, erkranken meistens im vierten Lebensjahrzehnt.

Die Ursache der Glutenempfindlichkeit ist heute besser geklärt. Bei den betroffenen Menschen besteht eine Störung der Darmschleimhautbarriere. Proteine aus Klebereiweiß können durch die Schleimhaut hindurchdringen in die Darmmuskelschicht (Endomysium). Das dort vorhandene Enzym Transglutaminase wandelt das Gliadin um in Peptide, welche eine lokale Immunreaktion auslösen und T-Zellen des enteralen Immunsystems aktivieren. Diese greifen die Darmschleimhaut an. Auch wurde nachgewiesen, dass die Fehlbesiedelung des Darmes, ganz besonders, wenn der Hefepilz Candida albicans sich im Darm ansiedelt oder Störungen der Darmflora durch eine Infektion, aber auch der Alkoholkonsum oder Stressfaktoren die Aktivität der Transglutaminase erhöhen und dadurch die Erkrankung an Zöliakie fördern[47]. Noch ist nicht sicher, ob es für Zöliakie auch eine vererbte Ursache gibt. Eine Reihe von Histokompatibilitätsantigenen findet man bei Zöliake mit Sicherheit. Allerdings auch zu 98 % bei gesunden Menschen[48].

Das Gliadin enthält besonders viel der Aminosäuren Prolin und Glutamin in ihren Peptidketten. Diese bewirken, dass die Schleimhautzellen des Darmes an ihrer Oberfläche die Histokompatibilitätsantigene der HLA-Klassen I, DR und DQ vermehrt erzeugen. Da die Peptide des Gliadins besonders viel Glutamin enthalten, entsteht durch das Enzym Transglutaminase besonders viel Glutaminsäure, die sich an das HLA-DQ-Antigen der Zelloberfläche bindet und die $CD4^+$-Helferzellen des enteralen Immunsystems aktiviert. Diese Helferzellen aktivieren die Entzündungsstoffe Interferon ϒ, Tumornekrosefaktor α und die Interleukine 1 und 6. B-Zellen des Immunsystems produzieren dabei verschiedene Antikörper gegen Gliadin. Aber man findet bei dieser Krankheit auch Autoantikörper gegen körpereigene Strukturen und gegen das Enzym Gewebsttransglutaminase. Darum wird heute die Zöliake als Mischform von Allergie und Autoimmunkrankheit bezeichnet. Allerdings ist das Ausmaß der Autoimminkomponente, das heißt der Reaktion des Immunsystems gegen die körpereigenen Strukturen, für den Schweregrad der Erkrankung maßgebend, die schließlich zum Untergang der Darmschleimhautzellen (Apoptose) führen. So kommt es zum Verlust der Schleimhautzotten und die Resorption der Nahrung wird ungenügend.

Das Erscheinen von Gliadinantikörpern beweist noch keine Zöliakie. Der Ausschluss der beteiligten Histokompatibilitätsantigene schließt sie aus, ist aber sehr aufwändig. Der Nachweis von Antikörpern gegen die Gewebstransglutaminase geben einen starken Hinweis auf eine Zöliakie, doch kann die Diagnose nur durch eine Dünndarmschleimhautbiopsie mit Sicherheit gestellt werden.
Da immer mehr schwach ausgeprägte Zöliakiekrankheiten auftreten, unterscheiden neue Diagnoseleitlinien[49] drei Kategorien, die symptomatische, die subklinische und die refraktäre Zöliakie. Bei den schwachen Symptomen spricht man von einem Eisbergphänomen, da dann die Symptome nicht direkt auf die Diagnose lenken. Diese Patienten leiden an Bauchschmerzen, manchmal sogar Verstopfung, Verringerung des Kalkgehaltes der Knochen (Osteopenie), Eisenmangelanämie und wenn es sich um ein Kind handelt, eine Wachstumsverzögerung und verspätete Pubertät. Die starke, eigentliche Sprue des Erwachsenen wurde zuerst in den Tropen beobachtet. Sie ist gleichsam die Hertersche Krankheit des Erwachsenen. Es bestehen manche Hinweise, dass die Ursache der Zöliakie in einer Fehlbesiedlung des Darmes durch die allgemein verbreitete Fehlernährung von Kindern und Erwachsenen wurzelt.

Die Therapie der Zöliakie
Wichtig ist, dass zuerst die Blutarmut (Anämie) behandelt wird und sofort eine glutenfreie, sorgfältig zusammengestellte, frischkostreiche vegetabile Diät gegeben wird. Die Kranken bedürfen einer langen, sehr sorgfältigen Behandlung. Seit 1927, da Dr. Bircher-Benner einen ersten Herter-Fall eines Kindes mit Rohdiät heilen konnte, sind in weiterer Forschung einige für diese Kranken wichtige Umstände erkannt worden. Zufuhr von Vitamin E, Folsäure und anderen Vitaminen der B-Gruppe begünstigen die Heilung und lassen den Vitamin A- und E-Gehalt des Blutes ansteigen. Die Verwendung grüner Blätter und Gemüse ist sehr wichtig, so auch die Zufuhr ungesättigter Fettsäuren in Sonnenblumensamen, reinem Weizenkeimöl, Leinöl, sowie jene von Äpfeln, Bananen, Erdbeeren und Heidelbeeren. *Weizen und Roggen, Gerste und Hafer in jeder Form sind wegen ihres Glutengehaltes streng zu meiden. Dinkelweizen enthält besonders viel Gluten und ist ebenfalls strikt zu meiden.* Andere Getreide: Mais, Hirse, Reis müssen aus garantiert nicht mit Gluten verunreinigter Herkunft sein. Sie werden gut vertragen und sind wegen ihres Vitamin B-Gehaltes wichtig. *Butter und tierische Fette jeder Art* sind zu reduzieren. Da die Nahrungsausnutzung infolge der krankhaft verminderten Verdauungsfähigkeit der Schleimhaut stark reduziert ist, müssen alle lebenswichtigen Elemente in besonders sorgfältig gewahrter Harmonie und in vitalstoffreicher Form gegeben werden. Nur Nahrungsmittel erster Qualität sind zu wählen. Denaturierte und einseitige Nahrung ist zu vermeiden. Es muss für eine Zufuhr von Eiweiß in leichtest aufnehmbarer Form gesorgt werden. Eine begleitende Intoleranz für Milcheiweiße muss ausgeschlossen werden. Dann sind Magermilch, Molke, Buttermilch, eventuell sogenannte Eiweißmilch (Ursa, Pelargon usw.) geeignet. Magerquark und andere magere Weichkäsearten, Soja, Mandelpüree, Se-

sampüree, grüne Blätter und auch die Vitamin E-reichen reifen Bananen dienen im selben Sinne. Zuckerstoffe dürfen nur aus den natürlichen Quellen stammen: aus Frischkost, Gemüse, frisch aufgeschlossenen, wohlgekauten Getreidekörnern erlaubter Sorten.
Zöliakiepatienten haben unter Beachtung dieser Richtlinien eine sorgfältig aufbauende Rohdiät einzuhalten, wie sie unter Kostform II A und III angegeben ist. Hinzu kommen zeitweise Vitamin- und Mineralstoffgaben (Kalk, Phosphor, Eisen, Magnesium, Zink, Selen) je nach Blutanalyseresultaten. Höhensonne, Leibwickel, milde Lichtbogen, Wasserbäder und sorgsames Eingehen auf die oft schwer belastete psychische Lage der Kranken sind ganz wichtig. *Jeder Zöliakiepatient gehört in ärztliche Behandlung.*

Die Laktoseintoleranz

Laktose (Milchzucker) ist in Muttermilch und in tierischer Milch enthalten. Er besteht aus den zwei Zuckermolekülen (Disaccharid), Glucose und Galaktose, welche durch das Enzym Laktase im Dünndarm gespalten werden müssen, damit sie resorbierbar werden. Die Laktoseintoleranz ist keine Allergie. Dem neugeborenen Kinde wird bei der Geburt eine hohe Laktaseaktivität des Dünndarms mitgegeben, damit es der Verdauung der Muttermilch gewachsen ist. Danach geht die Aktivität dieses Enzyms allmählich zurück. Etwa ¾ der erwachsenen Weltbevölkerung hat eine Laktoseintoleranz. In allen Gegenden wo seit langer Zeit Milchwirtschaft betrieben wird, bleibt die Laktaseaktivität bei Erwachsenen mehr oder weniger erhalten. Dies ist in ganz Nordamerika, Mitteleuropa, Osteuropa, Nordasien, Australien und Neuseeland der Fall.
Doch ist die Restaktivität der Laktase auch in diesen Gebieten nicht bei allen Menschen gleich hoch. Übersteigt die Menge der Süßmilch und Süßmilchprodukte die individuelle Grenze, so gelangt unverdaute Laktose in den Dickdarm. Dort wird sie von Bakterien zu Milchsäure vergoren. Als Gärungsprodukte entstehen die Gase Methan und Wasserstoff, was unangenehme Blähungen verursacht. Die Milchsäure zieht osmotisch Wasser in den Darm zurück und erzeugt so Durchfall. Nicht immer sind aber diese Symptome so stark, dann erzeugen Abbauprodukte und Toxine aus der Fehlbesiedlung mit Bakterien andere Symptome, wie Druckgefühl, Bauchkrämpfe, melancholische Verstimmungen, Gliederschmerzen, innere Unruhe, Schwindel, Schweißausbrüche, Kopfschmerzen, Erschöpfungsgefühl, Nervosität, Schlafstörungen, Konzentrationsschwäche und Akne. Oft findet man bei diesen Patienten einen Mangel an Vitaminen, Mineralstoffen und Spurenelementen. Auch leiden sie häufiger an Infekten. In diesen atypischen Fällen spricht man von einer Laktosemaldigestion. In Deutschland schätzt man, dass 10 – 25 % der Menschen an einer Milchzuckerunverträglichkeit leiden. Wird die Störung nicht erkannt und dauert sie lange an, so kann es wie bei der Zöliakie zu einer Schädigung der Dünndarmschleimhaut mit teilweiser Verkümmerung der Darmzotten kommen. Bei Menschen aus Afrika, Süd- und Mittelamerika, Mexiko, Japan und Südasien und anderen Gebieten ohne bedeutende Milchwirtschaft ist die Laktoseintoleranz keine Krankheit, sondern normal. Die Laktoseintoleranz[50] erzeugt ähnliche Symptome wie die Fruktoseintoleranz und das Reizdarmsyndrom.
Die Diagnose wird durch eine mehrtägige laktosefreie Diät mit anschließender Exposition gestellt. Ist das Resultat nicht eindeutig genug, so kann ein H_2-Atemtest unter Laktoseexposition, zum Nachweis des vermehrten Abatmens von Wasserstoffgas, das bei der Milchsäuregärung entsteht, die Diagnose klären. Weitere Hinweise kann die Blutzuckermessung

während und nach einer Laktaseexposition geben (Blutzucker-Test), denn durch den mangelnden Abbau der Laktose zu Glucose und Galactose steigt die Blutglucose zu wenig an. Bei Menschen mit ausgeprägtem Laktasemangel kann aus Wangenschleimhaut der LCT-Genotyp[51] bestimmt werden.

Die Therapie besteht in einer starken Reduktion laktosehaltiger Nahrungsmittel. Neben Pflanzenmilchen (Reis-, Soja-, Mandel-, Sesammilch) sind auch laktosereduzierte Milchprodukte im Handel. Fermentierte Milchprodukte wie Sauermilch, Buttermilch enthalten nur ganz wenig Laktose und zudem auch selbst das Enzym Laktase, so dass sie gut vertragen werden. Milchprodukte sind für die Gesundheit aber auch durchaus entbehrlich.

Allerdings wird industriellen Produkten Laktose als Geschmacksverstärker zugesetzt, so in Wurstwaren und mariniertem Fleisch, Würzmischungen, Suppenpäckchen, Getreideriegeln und Broten, Fertiggerichten, Teigprodukten, Bonbons, Speiseeis, Instantprodukten und Schokolade. Seit 2005 müssen laktosehaltige Nahrungsmittel gekennzeichnet sein. Kleine Mengen, wie sie in Medikamenten oder auch homöopathischen Präparationen vorhanden sind, werden problemlos vertragen, da die Intoleranz keine Allergie, sondern dosisabhängig ist.
Nach Darminfektionen ist die Laktoseintoleranz diätetisch heilbar[52]. Auch das Ausheilen der bakteriellen Fehlbesiedlung bessert die Laktosetoleranz.

Die Fruktoseintoleranz

Die Unverträglichkeit von Fruchtzucker ist in den letzten Jahrzehnten immer häufiger geworden, da die Nahrungsmittelindustrie vielen Zubereitungen Fruchtzucker als Geschmacksverstärker und Süßungsmittel beisetzt. So enthält die Nahrung der Mitteleuropäer heute 11 – 54 g Fruchtzucker pro Person und Tag[53]. Selten ist die vererbte Fruktoseintoleranz, bei welcher ein genetisch bedingter Enzymmangel besteht. Diese Kinder und erwachsenen Menschen vertragen zeitlebens keinen Fruchtzucker, auch nicht in geringer Menge. Die erworbene Fruchtzuckerintoleranz ist heute häufig geworden. Wissenschaftliche Studien in verschiedenen Ländern zeigen, dass etwa ⅓ aller Menschen ab 25 g Fruktose pro Tag eine Fruktosemalabsorption entwickeln[54,55,56]. Der Anteil der Bevölkerung mit Fruktosemalabsorption ist etwa gleich hoch, wie bei Patienten mit funktionellen Darmstörungen. Dies lässt die Schlussfolgerung zu, dass die Fruktosemalabsorption eine „normale" Begleiterscheinung funktioneller Darmstörungen durch die allgemeine Fehlernährung und die bakterielle Fehlbesiedlung des Darmes ist[52,57,58]. Bei gesunden Menschen gelangen täglich 20 – 30 g unverdaute, fermentierbare Kohlenhydrate in den Dickdarm. Die Belastungsgrenze gesunder Personen wird bei 20 – 50 g/Tag vermutet[55]. Aus diesen und anderen wissenschaftlichen Untersuchungen wird angenommen, dass die Fruktoseintoleranz beim gesunden erwachsenen Menschen ein normales Phänomen darstellt und dass bei allgemeinen funktionellen Störungen des Darmes und mikrobieller Fehlbesiedlung die tolerierte Menge an Fructose zudem erniedrigt ist. Demnach wird bei der erworbenen sekundären Fruktoseintoleranz die Fruktomalabsoption durch eine Schädigung der Dünndarmschleimhaut durch andere Krankheiten verursacht, wie etwa eine Zöliakie, eine akute Magen-Darm-Entzündung, ein Morbus Crohn oder durch Medikamente, so besonders eine antibiotische Therapie.
Die Fruktosemalabsorption äußert sich, ähnlich der Laktasemalabsorption, durch Bauschschmerzen, Krämpfe, Koliken und Blähungen wegen Gärungsgasen, zerfallenden, breiigen, oft übelriechenden Stuhl, Durchfall, Völlegefühl oder auch

Verstopfung. Dauert die Fruktosemalabsorption lange an, so folgen weitere, so genannte sekundäre Symptome, welche durch weitere Resorptionsstörungen, etwa der essentiellen Aminosäure Tryptophan, Folsäure oder Zink entstehen. Sekundäre Symptome sind das Reizdarmsyndrom[59], Depression, die dadurch erklärt wird, dass die Aminosäure Tryptophan nicht genügend absorbiert wird, die zu Serotonin umgewandelt wird, so dass ein Serotoninmangel entsteht[60], Müdigkeit[58] Kopfschmerzen[54], Übelkeit[54,58] und Refluxkrankheit[58].
Zur Diagnose der Fructosemalabsorption dient ebenfalls der Wasserstoffatemtest bei Fruktosebelastung und die Bestimmung des Fruktosespiegels im Blut. Die erworbene Fruktosemalabsorption geht stets mit einer bakteriellen Fehlbesiedlung des Dünndarms einher, da die veränderte Darmflora die Ursache für die verminderte Toleranz für Fruchtzucker ist[61].

Die Histaminintoleranz

Die Ursache der Störung ist erworben. Dabei besteht ein Mangel an den Histamin abbauenden Enzymen Diaminoxidase und Histamin-N-Methyltransferase. Die Histaminintoleranz trifft in Europa jeden hundertsten Menschen, zu 80 % Frauen[62]. Bisher konnten keine wissenschaftlichen Hinweise für eine Nahrungsmittelintoleranz durch biogene Amine wie das Histamin nachgewiesen werden[46]. Die Histaminunverträglichkeit wird heute nicht als eigene Krankheit, sondern als Begleiterscheinung anderer Unverträglichkeiten oder Allergien betrachtet, welche diese Abbaustörung bewirken.

Histaminhaltige Nahrungsmittel

Dies sind: geräuchertes Fleisch, Salami, Schinken, Innereien, Fischprodukte und -konserven, Meeresfrüchte, gereifte Käsearten, bei denen der Histamingehalt umso höher ist, je stärker sie ausgereift sind, Sauerkraut, Spinat, Bier, Essig und essighaltige Produkte wie Senf oder in Essig eingelagerte Gemüse, Rotwein und französischer Champagner, da er auch Rotwein enthält, Pilze und Schimmelpilze auf gewissen Käsesorten, Tomaten, Pizza und Ketchup, Schokolade. Ananas, Papajas, Nüsse und gewisse Medikamente verzögern den Histaminabbau zusätzlich und gewisse Zusatzstoffe der Nahrungsindustrie verstärken die Freisetzung von Histamin im Körper. Wird zu histaminhaltiger Nahrung Alkohol irgendeiner Art getrunken, so können bisweilen schlimme Reaktionen auftreten, da der Alkohol die Durchlässigkeit der Zellwände erhöht.

Medikamente, die bei Histaminintoleranz Reaktionen auslösen können sind die Schmerz- und Rheumamittel Mefenacid, Diclofenac, Indometacin und die Acetylsalicylsäure (Aspirin). Als Schmerzmittel vertragen werden dagegen Fenbufen, Lefamisol und Iboprufen.
Röntgenkontrastmittel setzen Histamin frei und können dadurch gefährlich sein.

Typische Symptome der Histaminintoleranz treten nach entsprechenden Auslösern auf und sind: Kopfschmerzen, Migräne, Asthma bronchiale, Blutdruckabfall (Hypotonie), Herzrhythmusstörungen und Menstruationsbeschwerden (Dysmenorrhoe). Diese Symptome beweisen aber keine Histaminintoleranz, da sie genauso oft andere Ursachen haben.

Die Diagnose der Histaminintoleranz

Sie wird gestellt, indem man den Histaminspiegel und die Diaminoxydase im Blut bestimmt, dann 2 Wochen nur histaminfreie Nahrungsmittel erlaubt und danach erneut dieselben Blutwerte misst. Liegt eine Histaminintoleranz vor, so bessern sich die Symptome beträchtlich, sinkt der Histaminspiegel mindestens um die Hälfte ab und steigt der Spiegel des Enzyms Diaminoxydase deutlich an. Ein Provokationstest mit Histamin wäre zu gefährlich, da er lebensbedrohliche Reaktionen auslösen könnte.

Zur Therapie der Histaminintoleranz müssen in den ersten zwei Monaten alle histaminhaltigen Nahrungsmittel weggelassen werden. Gleichzeitig soll die ursächliche Therapie, die Heilung der Fehlbesiedlung des Darmes sofort einsetzen, beginnend mit einer Frischsaft-Mandelmilchdiät aus histaminfreien Früchten und Gemüsen und, nach Ausschluss einer Milcheiweißallergie, Buttermilch, Sauermilch und etwas Quark und Joghurt. Nach zwei Monaten können die Blutwerte von Histamin und Diaminoxydase erneut bestimmt werden. Haben sie sich normalisiert, so sollen die histaminhaltigen Nahrungsmittel der vegetabilen Rohkost unter Beobachtung allmählich wieder eingeführt werden und kann ⅓ vegetabile schonend gekochte Nahrung zugegeben werden. Zudem fördert eine Zugabe von Vitamin B 6 die körpereigene Synthese der Diaminoxydase[63]. Die Histaminintoleranz heilt Hand in Hand mit der Fehlbesiedlung des Dünndarms (Dysbiose) aus.

Die gemeinsame Ursache und Therapie der Laktose-, Fruktose- und Histaminintoleranz

Es hat sich also gezeigt, dass die Fehlbesiedlung des Darmes sowohl die erworbene Laktose- und die Fruktoseintoleranz, als auch die Überempfindlichkeit auf Histamin bewirkt und dass diese drei Störungen durch die Heilung ihrer gemeinsamen Ursache dauerhaft geheilt werden können. Die allgemeine Fehlernährung und industrielle Verkünstelung der Nahrungsmittel ist die wichtigste Ursache der Fehlbesiedlung. Sie erklärt, warum diese drei Störungen in unserer Zeit häufig geworden sind. Zu häufige antibiotische Therapien schädigen das Ökosystem der Darmflora heute zusätzlich und manchmal massiv.

Das Problem der Nahrungsmittelallergie

Dieses Thema ist in aller Munde. Es ist aber ganz wichtig, Nahrungsunverträglichkeit und Nahrungsmittelallergie zu unterscheiden. Eine mit IgE auf Albumin oder Milchkasein nachweisbare Milcheiweißallergie ist selten und heftig; und doch vertragen immer mehr Menschen Milch und Milchprodukte schlecht. Dies hat mit der industriellen Verarbeitung der Milch, der Homogenisierung und Uperisierung zu tun. Die Frischmilch wird zur Homogenisierung, damit der Rahm nicht mehr aufschlemmen kann, durch 5 atü Druck gepresst und auf eine heiße Platte gespritzt. Dadurch wird die räumliche Struktur der komplexen Eiweißmoleküle und Lipide beschädigt. Das enterale Immunsystem reagiert darauf mit Verdacht und vermindert die Toleranz, vorerst mit Bildung von IgG4-Antikörpern. Menschen, die im Labortest auf alle Milchprodukte mit IgG4-Antikörpern reagiert haben, vertragen dann zum Beispiel in der Tat pasteurisierte Milch und Emmentalerkäse schlecht, während ihnen Kondensmilch keinerlei Beschwerden verursacht. Dies widerlegt die Idee einer Milcheiweißallergie. Läge eine eigentliche Milcheiweißallergie vor, so würden sie auf alle Milchprodukte gleichermaßen und heftigst reagieren. Testet man die IgG4-Antikörper gegen 260 Nahrungsmittel aus, so erhält man ein brauchbares Abbild dieser Sensitivitäten gegen eine Vielzahl dieser 260 Nahrungsmittel. Dieses Verfahren ist sehr sensibel und darf nicht mit Allergie gleichgesetzt werden. Der Grad, in welchem IgG4-Antikörper gegen ein bestimmtes Nahrungsmittel vorhanden sind, hängt nach unserer Erfahrung vom Ausmaß der bakteriellen Fehlbesiedlung ab und von der Häufigkeit, mit welcher es gegessen wurde. Daneben beobachtet man aber auch Kreuzreaktionen gegen Nahrungsmittel, die man nie oder fast nie gegessen hat. Die IgG4-Austestung ist

ein wertvolles Hilfsmittel zur Planung der ersten Diätstufen bei allen in diesem Buch beschriebenen Störungen, die letztlich fast alle durch Fehlernährung und eine beschädigte Mikroflora und deren Auswirkungen entstanden sind. Im Rahmen der in diesem Buch angegebenen Kostformen und Diätstufen lohnt es sich, Nahrungsmittel, gegen welche hohe IgG4-Antikörpertiter vorhanden sind, je nach Reaktionsgrad, für 3 – 12 Monate wegzulassen. Diese Sensitivitäten verschwinden in aller Regel relativ rasch, so dass sie stufenweise wieder eingeführt werden können.
Wegen persönlicher Beobachtungen von Nahrungsmittelsensitivitäten am eigenen Körper, entstand seit jeher eine Vielzahl von Theorien und Ernährungslehren ohne jeden wissenschaftlichen Hintergrund. So gibt es Modediäten, die rasch aufkommen und die Leute verwirren, um dann ebenso rasch wieder zu verschwinden.

Die Crohn'sche Krankheit

1904 beschrieb der polnische Chirurg Antoni Lesniowski als Erster diese chronisch entzündliche Darmkrankheit. 1932 wurde sie nach dem amerikanischen Arzt Burrill Bernard Crohn benannt. Eigenartig an dieser Darmentzündung ist, dass sie jeden Abschnitt des Magendarmtraktes befallen kann, am häufigsten allerdings das Endstück des Dünndarms, das Ileum. Darum wird sie auch Ileitis terminalis genannt. Noch eigenartiger ist, dass diese Entzündung nicht diffus sich ausbreitet, sondern dass sie sehr lokalisiert abläuft und dass auf ganz kleiner Fläche gesunde Schleimhautabschnitte mit befallenen Stellen abwechseln, so dass eine Art „Pflastersteinrelief" entsteht. Darum wird sie auch Enteritis regionalis genannt, und da die entzündeten Stellen sich narbig verhärten, wird sie auch als sklerosierende, chronische Enteritis bezeichnet.

Die Zahl der an Morbus Crohn leidenden Menschen hat in den letzten Jahren ständig zugenommen. In den westlichen Industriestaaten sind 1 bis 2 von Tausend Menschen von diesem schweren Leiden betroffen und auf 100 000 Menschen zählt man jährlich 8 Neuerkrankungen. Der Morbus Crohn trifft meistens junge Erwachsene zwischen dem 15. und 35. Altersjahr, gleich viele Frauen wie Männer, aber auch ältere Menschen ab dem 60. Altersjahr können erkranken. Etwas häufiger ist sie bei Familienangehörigen[64,65,66].

Die Ursache des Morbus Crohn ist noch nicht genügend geklärt. B. B. Crohn stellte die Hypothese auf, dass Mikroben in den Darmschleimhautzellen die Entzündungsherde auslösen würden.
Derzeit klassiert die medizinische Wissenschaft dieses Leiden als Autoimmunkrankheit, mit der Begründung, dass sich die Entzündungssymptome durch Immunsuppression unterdrücken lassen. Da diese Hypothese, wie bei den anderen Autoimmunkrankheiten aber nichts über die Ursachen aussagt, bleibt die Therapie der medizinischen Schule bis heute eine rein Symptom-unterdrückende Behandlung, ohne dass sie die Krankheit heilen kann[62, 63]. Nur bei jedem fünften Patienten mit Morbus Crohn lassen sich Autoantikörper nachweisen (perinukleäre antineutrophile cytoplasmatische Antikörper: p-ANCA). Auch wird ein Versagen der angeborenen Abwehr gegen die Darmbakterien für die Entzündung verantwortlich gemacht[67]. Gentechnische Untersuchungen haben bis heute wenig Klarheit ergeben in Bezug auf eine vererbte Ursache: Patienten mit Morbus Crohn tragen im Chromosom 8 nur 3 Allele (Genpaare) für die Bildung von β-Defensinen in der Darmschleimhaut, die als natürliche Antibiotika wirken, und tiefere β-Defensinspiegel, dies jedoch nur bei Erkrankung im Dickdarm und nicht bei der viel häufigeren Erkrankung im Dünndarm. Im befallenen Dünndarm sind dagegen be-

stimmte α-Defensine der befallenen Schleimhaut vermindert, wozu eine Mutation im Gen NOD 2/CARD 15 gefunden wurde, welche das Erkennen von Bakterien durch die Darmschleimhautzellen teilweise verhindert. Trotz einer gewissen familiären Häufung ist damit bis heute eine vererbte Ursache des Morbus Crohn keineswegs erwiesen[68].

Bei der Crohnschen Krankheit sind in den entzündeten Bezirken die Abdichtungsstellen (tight junctions) zwischen den Schleimhautzellen (Enterozyten) nicht funktionstüchtig und in ihrer Zahl vermindert, so dass toxische Substanzen durch die Schleimhaut hindurchdringen können.
Epithelzellen sterben ab (Apoptose). Es liegt also ein Defekt der Schleimhautbarriere vor, so dass Darmbakterien in die Schleimhaut eindringen können, gegen die sich das Immunsystem mit heftiger Entzündung wehrt. Diese Entzündung schädigt die Schleimhaut und deren Barrierefunktion noch mehr, so dass ein unheilvoller Teufelskreis entsteht. Völlig unerklärt ist, warum die Existenz gesunder Schleimhautinseln neben schwer erkrankten Stellen möglich ist.

Menschen mit Morbus Crohn leiden an Eisenmangel. Ferroportin, ein Eiweißmolekül, ermöglicht die Aufnahme des Eisens in die Darmschleimhaut. Dieses wird durch Hepcidin gehemmt, einen Stoff der im Darm verhindert, dass zu vie Eisen in den Körper gelangt. Crohn-Patienten haben Eisenmangel, da die Produktion von Hepticin stark erhöht ist.

Bei ⅔ aller Menschen mit Morbus Crohn findet man Antikörper gegen das Mycobacterium avium paratuberculosis. Bei Tieren erzeugt dieses Bakterium chronische Darmentzündungen. Paratuberkulös erkrankte Rinder und Crohn-Patienten haben gemeinsam einen Defekt im Gen CARD 15/NOD 2, das bei beiden mit einer zu tiefen Produktion des natürlichen Darmantibiotikums Defensin einhergeht. Mycobacterium avium paratuberculosis kann beim Menschen Darmentzündungen auslösen[69].
Die Crohnsche Krankheit ist in Gegenden mit hohem Hygienestandard häufiger. Darum wurde auch vermutet, dass Seifen, Weichmacher und Emulgatoren die Schleimhautbarriere schädigen könnten. Dies ist aber keineswegs belegt.

Bei Crohn-Patienten ist die Anzahl an Bakterienarten der Darmflora stark vermindert. Dies zeigt, dass die bakterielle Fehlbesiedelung des Dünndarms als Ursache für das Eindringen krankhafter Bakterien und die Barrierestörung in den befallenen Darmabschnitten von großer Bedeutung ist. Menschen, die an Morbus Crohn leiden, haben in der Regel großes Verlangen nach Fleisch, rezenten, gewürzten und fettigen Speisen und oft eine ausgesprochene Abneigung gegen Obst und Rohgemüse. Die Stuhlentleerungen sind nicht nur blutig, sondern auch schleimig, explosionsartig und von fauligem Geruch. Dies sind nicht nur die Zeichen der Darmentzündung, sondern auch einer allgemeinen massiven Fehlbesiedlung des Darmes mit Fäulnis produzierenden anaeroben Darmbakterien, wie Clostridien, Bacteroides, Bifidobakterien, Eubakterien, Fusobakterien, Ruminokokken und Roseburien, die zur eiweißinduzierten Flora des Dickdarms gehören. Bei der anaeroben Verstoffwechselung von Eiweißen entstehen verzweigtkettige Fettsäuren wie Isovaleriansäure, Isobuttersäure, Mercaptane, Indole und toxische Schwefelwasserstoffgase, welche den jauchigen oder schwefelartigen Geruch der Stuhlentleerungen erklären. Oft gedeiht im stark gestörten Ökosystem der Darmflora bei dieser Krankheit auch Candida albicans. Dessen Zerfallsprodukte können neurogene Amine mit adrenalinähnlicher Wirkung erzeugen. Ist dies der Fall, so leiden die Patienten an Stresssymptomen wie großer Unruhe, Hitze mit raschem Herzklopfen (Tachycardie).

Die Regulation des autonomen Nervensystems ist in der Regel übererregt (Hypersympathikoton). Stress, Ängste oder seelische Traumen können einen neuen Krankheitsschub auslösen, weshalb die Crohnsche Krankheit auch als psychosomatisches Leiden bezeichnet wird.

Nach unserer Erfahrung ist der Morbus Crohn die Folge massiv gestörter Lebensordnung und Fehlernährung, bei der die massive Fehlbesiedlung (Dysbiose) mit toxischer Darmfäulnis zur Beschädigung der Schleimhautbarriere des Darmes geführt hat. Das Ileum ist dem Dickdarm direkt vorgeschaltet und dem Eindringen anaerober, Fäulnis erzeugender Dickdarmbakterien am stärksten ausgesetzt. Darum wird es bei dieser Krankheit weitaus am häufigsten befallen. Schleimhautbezirke, die der Toxineinwirkung am wenigsten standhalten, entzünden massiv, mit Eindringen toxinbildender Bakterien und Giftstoffe und Untergang der Enterozyten (Apoptose). Die Entzündung dringt durch die Schleimhaut hindurch in die gefäß- und muskelhaltigen Schichten der Darmwand, was durch massive Blutung, mit krampfartigem oder messerstichartigem Schmerz beantwortet wird.

Die Schmerzen treten besonders oft im rechten Unterbauch auf (Ileum), oft nach dem Essen. Sie können aber auch in anderen Darmsegmenten entstehen. Die Entzündung wird mit heftiger, durchfallartiger Entleerung beantwortet, dem Versuch des Darms, die Toxine loszuwerden, oft heftig, bis zu 10 Mal pro Tag, manchmal imperativ, explosionsartig. Fieber, Appetit- und Gewichtsverlust sind während der Krankheitsschübe die Regel, oft von Übelkeit und Erbrechen begleitet. Trotz unterdrückender, immunsuppressiver Therapie dauern sie oft Wochen, so dass die Patienten hospitalisiert werden müssen. Blutarmut, Eisenmangel und bei Ileumbefall ein Vitamin B_{12}-Mangel sind die Regel und müssen korrigiert werden.

Jeder zweite Patient mit Crohn'scher Krankheit leidet, durch Toxine und Zerfallsprodukte im entzündeten Darm, zusätzlich an Allgemeinsymptomen wie Gelenkschmerzen, Arthritis, Hautausschlägen wie Erythema nodosum (Stellen knotig entzündeter Anschwellung), eiternder Gangrän (Pyoderma gangraenosum) oder Rosacea. Nicht selten wird die Regenbogenhaut der Augen entzündlich befallen (Uveitis). Bei einigen wenigen Patienten treten diese extraintestinalen Symptome sogar Jahre vor der Darmentzündung in Erscheinung. Hinzu kommt das Leiden durch zahlreiche Nebenwirkungen der symptomunterdrückenden Medikation.

Entzündungsschübe können auch zu Komplikationen führen. 20 – 30 % der Kranken erleiden im Laufe ihres Krankseins einen Darmverschluss. Anfangs geschieht dies durch Anschwellen des entzündeten Abschnittes, später durch narbige Strikturen. Daneben kommt es relativ häufig zur Fistelbildung, das heißt zur Ausbildung einer offenen Verbindung zwischen dem Darm und der Körperoberfläche, der Vagina (Scheide) oder zur Haut neben dem Anus. Seltener kapseln sich Eiteransammlungen ab (Abszesse) oder bewirken die Entzündungstoxine eine massive, schlaffe Erweiterung des Dickdarms (toxisches Megakolon). Wegen des Risikos bösartiger Entartung chronisch entzündeter Stellen (Dünndarmkarzinom) muss mindestens jährlich eine Darmspiegelung empfohlen werden. Viele Patienten leiden wegen Malabsorption und vor allem als Nebenwirkung der Cortisonmedikation an Osteoporose. Gallensteine entstehen wegen des überlasteten enterohepatischen Kreislaufs und Oxalat-Nierensteine, da das Ileum die

Gallensäuren nicht mehr korrekt aufnehmen kann und die Gallensäuren der Oxalsäure Calcium entziehen.

Bei jeder ersten Darmblutung muss eine sorgfältige Darmuntersuchung unternommen werden. Das typische „Pflastersteinrelief“ und die Histologie (Gewebsmikroskopie) erlauben die Diagnose.

Die Therapie des Morbus Crohn
Bei der medikamentösen, symptomunterdrückenden Therapie unterscheidet man die *Schubtherapie* und die *Remissionstherapie* zwischen den Krankheitsschüben, welche darauf abzielt, die Häufigkeit der Schübe zu reduzieren. Eine operative Entfernung erkrankter Darmabschnitte wird möglichst vermieden, da hiernach mit Sicherheit neue Darmabschnitte befallen werden. Das Vorgehen ist in europäischen Bestimmungen festgelegt worden[70].

Die medikamentöse Therapie des akuten Schubes
Im akuten Schub gibt die medizinische Schule eine künstliche, voll resorbierbare, ballaststofffreie flüssige Diät durch eine Magensonde oder auch eine parenterale Ernährung über Infusionen. Die künstlichen Nebennierenhormone (Cortison) Prednison werden hoch dosiert, um die Immunantwort auf die toxischen Zellschäden zu unterdrücken. Bei 9 von 10 Patienten genügt eine hohe Prednisondosis, um den akuten Schub zu unterdrücken. Befindet sich die Entzündung im Ileum oder rechten Dickdarm, wird gerne das Cortisonpräparat Budesonid gegeben, das dort besonders stark wirkt. Ist der Mastdarm befallen, kann Cortison als Einlauf angewendet werden. Ist der Schub im linken Dickdarm und nicht zu stark, so kann auch Salazosulfapyidin, eine Salicylsäure, oder Mesazalin die Entzündung etwas lindern.

Durch den unterdrückenden Eingriff dieser Medikamente wird die Krankheit chronifiziert, so dass die Dosierungen immer wieder erhöht werden müssen. Wirkt Cortison nicht mehr, so werden die sehr nebenwirkungsreichen Immunsuppressiva, die TNF-Blocker (Tumornekrosefaktor-Blocker) Infliximab oder Adalimumab eingesetzt.

Die medikamentöse Remissionsbehandlung
Es gibt derzeit kein Medikament, das bei Morbus Crohn akute Schübe verhindern kann.
Die medizinische Schule setzt in erster Linie die Immunsuppressiva Azothioprin, 6-mercaptopurin und Methotrexat ein. Bei dieser Therapie wird das Risiko schwerer Nebenwirkungen in Kauf genommen, die durch engmaschige Laborkontrollen früh erfasst werden müssen.
So bald diese nicht mehr genügen, werden die Hemmer der Bildung des Tumornekrosefaktors α eingesetzt (TNF-α-Blocker). Infliximab oder Adalimumab oder in der Schweiz Certolizumab.
Dabei können chronische Infektionen aufleben wie zum Beispiel eine vernarbte Tuberkulose.
In dritter Linie werden Integrin-Antagonisten eingesetzt: Vedolizumab. Diese Medikamente können gefährliche Nebenwirkungen entfalten.
Wegen der Malabsorption riskieren die Patienten Nährstoffmängel, so besonders an Eisen, Vitamin B_{12}, Zink und Selen und leiden an Osteoporose als Nebenwirkung des Cortisons.

Die diätetische Ursachentherapie
Morbus Crohn kann nach unserer Erfahrung durch eine konsequente diätetische Therapie der Krankheitsursache, der ernährungsbedingten Verarmung der Darmflora und der Überwucherung des Dünndarms mit anaeroben, Toxin bildenden Dickdarmbakterien, der Darmfäulnis, geheilt werden. Oft werden anfangs viele, auch gesunde Nahrungsmittel nicht vertragen, da oft über Jahre deren Nahrungs-

stoffe durch die defekte Schleimhautbarriere hindurchgedrungen sind und allergische Reaktionen ausgelöst haben. Eine allergologische Untersuchung auf IgE-Antikörper im Blut gegen diese, erweist sich als zu wenig empfindlich. Hingegen ist die Analyse der IgG4-Antikörper im Serum gegen alle wichtigen Nahrungsmittel von großer Hilfe. Werden Äpfel vertragen, so ist es sinnvoll, mit Darmspülungen (Hydrocolontherapie) und einer Apfeldiätwoche zu beginnen und anschließend aufgeschlossene Rohkostdiät zu geben, in Form von Frischsäften aus denjenigen Nahrungsmitteln, welche allergologisch toleriert werden und gleichzeitig den Darm beruhigen (s. Tabelle). Zu jeder Frischsaftmahlzeit soll Mandelmilch gereicht werden.

Durch die chronische Entzündung, die Schmerzen, durch den oxydativen Stress und die Blutarmut, sind die Patienten anfangs oft sehr erschöpft. Dies kann neben der regenerierenden Wirkung der Diät durch eine mitochondriale Infusionstherapie durch Glutathion-Vitamin C-Infusionen und Procainbaseninfusionen sowie Coenzym Q-10 zuverlässig behoben werden. Die Mitochondrien, die „Kraftwerke" der Zellen, welche durch den Glukoseabbau die energiereichen Phosphate für den Zellstoffwechsel herstellen, regenerieren sich bei dieser Therapie und vermehren sich wieder, so dass sich die Zellenergie relativ rasch bessert. Der Eisenmangel, ein Vitamin-B_{12}-, Zink- oder Selenmangel müssen rasch behoben werden.

Für jeden Patienten braucht es ein individuell erarbeitetes Diätschema. Eine Fruktoseintoleranz kann vorliegen. Dann muss mit Gemüse-, statt Obstsäften begonnen werden, aus Gemüsen, die möglichst wenig Fruktose enthalten. Nach Austestung, ob Milcheiweiße vertragen werden, sind wiederholt Tage der Sauermilchdiät einzuschalten und kann zusätzlich zur Mandelmilch Buttermilch gegeben werden, um die vergärenden, fakultativ anaeroben Bakterien, die im Dünndarm vorherrschen sollten und ihr „Heimatrecht" verloren haben gegenüber den eingewanderten anaeroben Dickdarmbakterien, den Enterokokken und Lactobazillus-Arten, zu begünstigen. Durch dieses Vorgehen können die gesunden Dünndarmbakterien angesiedelt werden und die krankmachenden, eingewanderten Anaerobier des Dickdarms aus dem Dünndarm vertrieben werden.
Durch Suspensionen mit autolysierten, gesunden Darmbakterien kann die Immuntoleranz des Darmes für anzusiedelnde Keime verbessert werden, so dass diese besser angehen können (Symbioselenkung). Bald kann auf die Rohkosttherapie übergegangen werden. Nahrungsmittel mit sekundären Pflanzenstoffen, welche entzündungshemmend und antiinfektiös wirken, sollen begünstigt werden. Entzündungshemmend und vertragen werden bald: frisches Obst und Gemüse. Besonders geeignet sind Äpfel, Bananen, Heidelbeeren, Rote Bete (Randen), Brombeeren, dunkle Kirschen, Mango, Granatäpfel und Tomaten. Sobald die Durchfälle stark zurückgegangen sind, kann dies stark erweitert werden. Nach einigen Wochen kann ⅓ schonende, gekochte vegane Nahrung zugegeben werden, im Rahmen dessen, was vertragen wird.

Diese Therapie der Ursachen benötigt eine volle Aufklärung und konsequente Mitarbeit des Patienten. Dabei zeigt es sich, dass die Immunsuppressive Therapie schrittweise reduziert werden kann und dass die Dosierung des Cortisons ganz langsam reduziert werden kann, bis auf eine kleine Erhaltungsdosis von 5 – 10 mg Prednison/Tag, da immer weniger und schwächere Schmerzschübe mit Blutung auftreten. Die Bildung natürlichen Cortisols in der Nebennierenrinde ist durch das eingenommene Prednison jahrelang unterdrückt worden, die Nebennierenrinde atrophisch. Darum kann die letzte, restliche Dosis des Prednisons meistens erst abgebaut werden, wenn die Krankheit ganz geheilt ist, denn die Nebennierenrinde muss sich wieder regenerieren und wieder lernen, einen normalen, gesunden Cortisolspiegel zu erzeugen. In den ersten Monaten dieser Therapie treten Schübe der Krankheit noch auf, aber sie sind bald bedeutend schwächer und werden allmählich immer seltener. Während eines Schubes kann die Neuraltherapie durch die Behandlung des Ganglion coeliacum und eine lokale Therapie des entzündeten Darmabschnittes von großer Hilfe sein. Dadurch lassen sich Schmerz und Blutung meistens sofort beseitigen. Ein Pilzbefall mit Candida albicans ist antibiotisch nicht zu beseitigen, dagegen verschwindet er durch die oben angegebene diätetische Therapie innert einiger Wochen oder Monate ganz, da die Pilze durch die neu angesiedelten gesunden Dünndarmbakerien verdrängt werden. Damit verschwindet auch die Übererregtheit des vegetativen Nervensystems, die durch die Zerfallsprodukte der Candidapilze verursacht waren.

Der Morbus Crohn ist durch die Homöopathie allein nicht heilbar, da diese nicht in der Lage ist, das intestinale Milieu zu ändern. Aber die Information eines präzis auf die Symptomatik, Modalitäten, die konstitutionellen Merkmale und die seelische Verfassung des Patienten gewählten homöopathischen Mittels kann die Heilung unterstützen. Die Homöopathie ist keine Plazebotherapie, sondern eine pharmakologische Informationstherapie. Nicht die Substanz, sondern die in ihr gespeicherte Information wirkt auf das biologische System, indem es dessen Fehlinformationen löscht, ähnlich, wie in der Informatik, wo ein auf eine CD geladenes Programm ein beschädigtes Programm neu ordnet. Die homöopathische Therapie braucht viel Kenntnis und Erfahrung. Sie gehört in die Hand des Fachmannes. Ist die homöopathische Arznei richtig gewählt, so wird dies rasch und sehr deutlich spürbar. Verändert sich lange nichts, so war die Wahl falsch. Um keine zu starken Reaktionen zu riskieren, ist mit der ersten Q-Potenz zu beginnen um danach langsam zu steigern.

Die Therapie der Crohnschen Krankheit gehört in die Hand des Arztes. Sie benötigt viel Erfahrung und Kenntnis. Dann ist sie eine dankbare und faszinierende Aufgabe für den Arzt und seinen Patienten, eine Aufgabe, die sich lohnt.

Die Colitis ulcerosa

Im industriellen Westen erkrankt ca. jeder 500. Mensch an dieser entzündlichen, blutenden Darmkrankheit. Pro Jahr und 100 000 Menschen werden 3 – 7 Neuerkrankungen gezählt, Frauen und Männer zu gleichen Teilen. Die Colitis ulcerosa war früher auch in den westlichen Industrieländern selten. Seit Jahrzehnten ist sie immer häufiger geworden. In Afrika, Asien und Südamerika war sie ebenfalls selten. Durch die zunehmende Industrialisierung, die Veränderung der Lebens- und Ernährungsgewohnheiten und das immer größere Angebot an industriell verkünstelten Nahrungsmitteln ist diese Krankheit jetzt auch in diesen Ländern immer häufiger geworden.

Die Colitis ulcerosa befällt ausschließlich den Dickdarm. Großflächig entzündet sich die Schleimhaut und geht zu Grunde. Da die Entzündung geschwürig wird (ulcerosa) und tiefer eindringt, in Schichten, in denen die Gefäße verlaufen, verlieren die Kranken viel Blut.

Die Ursache der Colitis ulcerosa gilt als unbekannt. Wie beim Morbus Crohn, steht der MFKB-Transkriptionsfaktor in Verdacht, ohne dass aber eine genetische

Ursache wirklich nachgewiesen werden konnte. Wie beim Morbus Crohn wird auch bei der Colitis ulcerosa der größer gewordene Hygienestandard mit Anwendung vieler Detergentien und Emulgatoren, die in den Darm gelangen können, als Teilursache verdächtigt. Allerdings ist nicht nur der Hygienestandard vergrößert worden, sondern vor allem hat in den Industriestaaten der so genannten „zivilisierten Welt“ die allgemeine Fehlernährung, die industrielle Aufarbeitung der Nahrungsmittel mit ihrer ganzen Unzahl an Geschmacks-, Konservierungs- und Zusatzstoffen und der Konsum industrieller Fertigprodukte enorm zugenommen. Menschen, die – besonders in ihrer Kindheit – wiederholt oder über längere Zeit mit Antibiotika behandelt wurden, erkranken später in ihrem Leben häufiger an einer Colitis ulcerosa, was – wie bei der Crohnschen Krankheit – auf eine große Bedeutung geschädigter Darmflora mit bakterieller Fehlbesiedlung durch pathogene Keime, als Ursache der Colitis ulcerosa und der Crohnschen Krankheit, hinweist. Auch die wissenschaftlich bestätigte positive Wirkung des Probiotikums Mutaflor, einer Medikation mit der gesunden Population lebendiger Bakterien von Escherichia coli der Gattung Nissle 1917 deutet in diese Richtung[70, 71].

Wie die Crohnsche Krankheit verläuft auch die Colitis ulcerosa in Schüben, die durch Stress und seelische Belastung ausgelöst werden können. Die Schübe erzeugen massive, schleimig-blutige Durchfälle und sehr schmerzhafte Koliken. Die Patienten sind durch die Häufigkeit des Stuhldrangs und seinen unerwartet plötzlichen Charakter ohne Vorankündigung, mit explosionsartiger Entleerung, sehr geplagt, können in unmögliche Situationen geraten, da sie den Stuhl nicht halten können. Körperlich sind sie sehr geschwächt und abgemagert. Zuckerhaltige Nahrung (Fruktose, Laktose, Sorbit) lösen schmerzhafte Blähungskrisen aus (sekundäre Fruktose- und Laktoseintoleranz).

Etwa ⅕ der Patienten mit ulzeröser Kolitis leiden, wie beim Morbus Crohn, an Symptomen außerhalb des Verdauungstrakts: zu ca. 10 % an einer ankylosierenden Spondylitis, bei der – ähnlich dem Morbus Bechterew – sich die Längsbänder der Wirbelsäule schmerzhaft entzünden, und bei jedem vierten Kranken zeigt sich eine sehr schmerzhafte Entzündung des Kreuzbeingelenkes (Sakroileitis), bei 11 % der Kranken schmerzhafte, durch verschiedene Gelenke wandernde Gelenkentzündungen (Arthritis), bei ca. 17 % erscheinen knotige Entzündungsherde in der Haut (Erythema nodosum) und bei 1 % das geschwürig eiternde Pyoderma gangränosum der Haut. Ca. 3 % der Colitis-ulcerosa-Kranken leiden zusätzlich zur Darmentzündung an sehr schmerzhaften Entzündungen der Außenhaut der Augen (Episkleritis) oder einer Uveitis, einer Entzündung der Regenbogenhaut und 7 % der Kranken erleiden eine vernarbende Gallengangsentzündung (primär sklerosierende Cholangitis). Jeder zweite Colitis-ulcerosa-Kranke erleidet einen Knochenschwund, der bei jedem 7. Patienten zu einer manifesten Osteoporose wird.

Im akuten Schub sind 40 blutige Stuhlentleerungen pro Tag unter Schmerzen und Fieber keine Seltenheit. Auch der Harndrang kann schmerzhaft sein. Gewichtsverlust, enorme Erschöpfung und Blutarmut (Anämie) mit Herzrasen quälen die Patienten sehr.
Durch die Toxine krankmachender Darmbakterien und zerfallender Stoffe aus den Entzündungsherden im Dickdarm wird der Dickdarm während der Schübe oft stark und schlaff erweitert (toxisches Megakolon) und das Bauchfell entzündet sich. Perforationen des Dickdarms in die Bauchhöhle kommen vor und sind sehr gefährlich.

Die entzündete Schleimhaut bildet Polypen, die nach 8 bis 10 Krankheitsjahren zu Dickdarmkrebs entarten können. Darum muss nach mehr als 8 Jahren des Krankheitsverlaufs jährlich eine Dickdarmspiegelung empfohlen werden, um entstandene Krebsgeschwülste möglichst früh zu erfassen. Nach 10 Jahren der Krankheit findet man bei 2,1 % der Betroffenen ein Colonkarzinom (Dickdarmkrebs), nach 20 Jahren bei 8,5 % und nach 30 Jahren bei 17,8 %.

Die unterdrückende medikamentöse Therapie

Diese ist in europäischen Richtlinien festgelegt.[71] Da die Medikamente nicht gegen die Ursache, sondern nur darauf ausgerichtet sind, die Entzündung und damit die Symptome zu unterdrücken, fördern sie die Chronizität des Leidens und verlieren allmählich ihre Wirkung, so dass immer höhere Dosen und zusätzliche immunsuppressive Medikamente nötig werden, um die Schübe zu unterdrücken.

Die Therapie im akuten Schub:

Cortison wird im Schub in hoher Dosierung gegeben, als Infusion oder als Prednisontabletten, bis sich die Blutungen beruhigen. Dann können diese Steroidhormone, unter guter Kontrolle des Patienten, durch den Arzt langsam wieder reduziert werden. Flüssigkeits- und Blutverluste und Verschiebungen im Haushalt der Elektrolyte und Spurenelement, so besonders von Natrium, Magnesium, Zink und Selen, müssen überwacht und korrigiert werden, die Blutarmut und der Eisenmangel behoben werden und die Vitaminspiegel müssen überwacht werden. Nicht immer genügen die Steroidhormone (Cortison), um den Schub zu unterdrücken. Dann werden stufenweise und nach Bedarf die hier unterhalb beschriebenen Immunsuppressiva und Antimetaboliten hinzugegeben.

Die Dauertherapie:

Hat sich der Schub beruhigt, so wird zur Dauertherapie übergegangen, mit dem Ziel, weitere Schübe hinauszuzögern und abzuschwächen.
Hierfür wird Mesazalin empfohlen, da es die Entzündung hemmt und das Krebsrisiko etwas zu reduzieren scheint. Mesazalin hemmt die Folsäureaufnahme, so dass der Folsäurespiegel überwacht werden muss. Wird es nicht vertragen, so wird Sulfasalazin gegeben. Genügt dies noch immer nicht, so wird zusätzlich Cortison als Budenosid-Schaum oder Einlauf örtlich gegeben Auch Mesazalin kann als Zäpfchen, Einlauf oder Schaum in den Enddarm gegeben werden. Genügt das noch immer nicht, so wird die Dosierung des Cortisons, d.h. der Prednison-Tabletten, erhöht. Mutaflor besteht aus Bakterien der Gattung Escherichia coli-Nissle 1917. Mehrere Studien haben eine bessere Wirkung von Mutaflor gegen Colitisschübe als diejenige von Mesazalin nachgewiesen[72,73]. Muss die Immunsuppression verstärkt werden, so wird zusätzlich Azathioprin eingesetzt oder, wenn dies nicht vertragen wird, 6-Mercaptopurin. Genügt dies immer noch nicht, so werden die Antimetaboliten Methotrexat, Cyclosporin oder Tacrolimus eingesetzt. Wenn dies noch immer nicht genügt, so werden wie beim Morbus Crohn, die nebenwirkungsreichen Blocker des Zytokins Tumornekrosefaktor α (TNF-Blocker) angewendet, so das Medikament Infliximab. In überstürzter Hast pharmaindustrieller Konkurrenz kommen laufend weitere immunsuppressive Medikamente, alle sehr teuer und mit teils gefährlichem Nebenwirkungspotential, auf den Markt.

Die chirurgische Therapie

Greift all dies über Jahre trotz allem nicht richtig, so empfehlen die offiziellen Behandlungsrichtlinien die Amputation des kranken Organs, d.h. die operative Entfernung des ganzen Dickdarms und Enddarms. Dabci wird aus einer Dünndarmschlinge eine Art Sack konstruiert (J-pouch), der künftig den Stuhl vor der Entleerung etwas ansammeln soll, eine Art neu fabrizierten Reservoirs vor dem Anus. Nun ist das kranke Organ entfernt und kann sich darum nicht mehr entzünden. Doch leiden diese Patienten nicht selten an Stuhlinkontinenz, Entzündungen des künstlichen Darmausganges oder an erektiler Dysfunktion (Impotenz).

Arzneimittel der Komplementärmedizin
Die Myrrhe hat sich als Heilpflanze gegen Entzündungen seit Jahrtausenden bewährt. Erste wissenschaftliche Untersuchung zu ihrer Wirksamkeit bei Colitis ulcerosa sind unternommen worden[74]. Die Myrrhe entspannt die Muskulatur der Darmwände und soll bei dieser Krankheit Tenesmen und Krämpfe mildern. Eine randomisierte Doppelblindstudie hat gezeigt, dass Myrrhe in Kombination mit Kamille und Kaffeekohle gleich gut wirkt wie Mesazalin[75].
Eine sehr alte Heilpflanze, der Weihrauch (Boswelia serrata) enthält entzündungshemmende Bosweilasäuren, die bei entzündlichen Darmerkrankungen, so bei der Colitis ulcerosa, lindern können[76]. Im Darm von Patienten mit Colitis ulcerosa ist der Lecithingehalt deutlich vermindert. Lecithin ist für die Schleimhautbarriere im Darm und gegen das Eindringen von Bakterien und Giftstoffen in die Darmwände von großer Bedeutung. Lecithin ist in einer galenischen Form erhältlich, welche unverdaut in den Dickdarm gelangt. Es soll die Schleimhautbarriere verbessern und dadurch die Entzündung lindern. Die Wirkung des Lecithins bei Colitis ulcerosa wird derzeit wissenschaftlich untersucht.
Die Lakritze, als succus liquiriziae, wirkt entzündungshemmend auf Schleimhäute. Die Lakritze kann als Einlaufspülung, besser noch als Bleibeklysmen angewendet, die Darmentzündung lindern[77]. Ein Wechsel dieser Spülungen mit Kamille und adstringierenden Phytotherapeutika wie Tormentilla und gerbstoffhaltigen Pflanzen wie Anserine und Tormentilla und Einläufe mit Johanniskrautöl, wegen seiner die Wundheilung fördernden Wirkung, werden empfohlen[75].

Diese gesamte Therapie der Colitis ulcerosa ist für die Patienten und für die behandelnden Ärzte unbefriedigend. Sie widerspiegelt die Ohnmacht unserer modernen medizinischen Wissenschaft gegenüber dieser Krankheit. Sie ruft nach neuen Erkenntnissen, einem neuen, ganz anderen Verständnis der Ursachen und Krankheitsentwicklung.

Die diätetische Therapie der Colitis ulcerosa
Nach unserer Erfahrung liegt – genau wie beim Morbus Crohn – eine ausgeprägte bakterielle Fehlbesiedlung des Darmes als Ursache vor, bei der toxinbildende Darmbakterien Überhand nehmen und mit ihren Giftstoffen die Darmschleimhaut angreifen und zerstören. Auch bei dieser Krankheit wird dadurch die Barrierenfunktion der Darmwand durchbrochen, so dass das Immunsystem gegen eindringende Stoffe aus Darminhalt und Bakterientoxinen und gegen Substanzen aus degenerierten oder bereits zerstörten Darmschleimhautzellen mit massiver Abwehr reagiert und so, in einem Teufelskreis, die zerstörende Entzündung anfacht.

Unsere diätetische Therapie der Colitis ulcerosa ist – wie bei der Crohnschen Krankheit – konsequent darauf ausgerichtet, das massiv geschädigte Ökosystem der Darmflora wiederherzustellen und die energetische und stoffliche Ernährung der Darmschleimhautzellen sicherzustellen. Das diätetische Vorgehen ist in diesem Buch bei der Therapie des Morbus Crohn, in den Diätvorschriften und Tabellen im Detail genau beschrieben und kann in enger Zusammenarbeit mit

dem behandelnden Arzt daraus entnommen und angewendet werden, unter individueller Anpassung an den Zustand des Patienten und ausgetestete Nahrungsmittelallergien und Unverträglichkeiten. Bei ausdauernder, konsequenter Ausführung dieser Diätvorschriften, ist diese Therapie zuverlässig wirksam, so dass die Symptom unterdrückende Therapie allmählich reduziert werden kann. Viel später, nach vollständiger Ausheilung, wenn unter minimaler Prednisondosierung keine Schübe mehr auftreten, kann diese kleine Restdosis alternierend, d.h. jeden zweiten, später jeden dritten Tag gegeben werden. Durch dieses alternierende Vorgehen ist die Nebennierenrinde dazu aufgerufen, sich zu regenerieren und wieder zu lernen, einen normalen, natürlichen Cortisolspiegel zu erzeugen. Für jeden gesunden Menschen ist dieser physiologisch und für seine Gesundheit notwendig. Löst diese alternierende Dosierung keine Symptome mehr aus, so kann sie abgesetzt werden.
Die Colitis ulcerosa heilt nach unserer Erfahrung oft in kürzerer Zeit aus, als die Crohnsche Krankheit. Ganz wichtig ist, dass nach der Heilung dieser schweren Krankheit des Dickdarmes unsere vegetabile Vitaldiät zeitlebens eingehalten wird. Unter dieser Bedingung sind keine Rezidive mehr zu erwarten. Ein Weg, der sich lohnt.

Die Divertikelkrankheit (Divertikulose)

Divertikel sind kleine Ausstülpungen der Dickdarmschleimhaut. Durch eine kleine Schwachstelle des Darmwand stülpt sich, wie ein kleines Säckchen, Darmschleimhaut hinaus. In den westlichen Industrieländern haben mehr als die Hälfte der über 60-Jährigen Divertikel, die bei der Darmspiegelung gesehen werden und meistens keine Beschwerden verursachen. Beschwerden entstehen, sobald sich einer oder mehrere solcher Divertikel entzünden (Divertikultis). Antibiotisch behandelt, tritt sie danach meistens bald wieder auf und danach immer häufiger, bis das befallene Darmsegment narbig versteift und eng wird. Ab dem zweiten Entzündungsschub empfiehlt die medizinische Schule die operative Entfernung des befallenen Darmanteils.

Entzündete Divertikel können platzen und sich in die Bauchhöhle entleeren. Seltener geschieht der Durchbruch in ein anderes Organ, zum Beispiel die Scheide oder die Harnblase, so dass eine falsche Verbindung, eine so genannte Fistel entsteht, so dass sich Stuhl aus der Vagina entleert oder die Harnblase sich massiv entzündet. Eine weitere Komplikation ist die Divertikelblutung, bei älteren Patienten eine der häufigsten Ursachen einer Darmblutung. In einem Noteingriff muss dann das betroffene Segment des Dickdarms entfernt werden.
Meistens ist der Mastdarm (Rektum) von der Divertikulitis betroffen. Dann ist dies meistens mittels endoskopischer Chirurgie möglich und ein künstlicher Darmausgang nicht nötig.

Die Divertikulose und die Divertikulitis entsteht im Darm derjenigen Menschen, die sich mit viel tierischem Eiweiß und Fett und Weißmehlspeisen ballaststoffarm ernähren. In ihrem Darm überwiegen Fäulnis erregende, anaerobe Bakterien, die toxische Blähungsgase bilden. Verhütet wird diese Krankheit durch eine Ernährung mit überwiegend vegetabiler Frischkost.

Bei einer Divertikulitis kann mittels der Neuraltherapie die Entzündung meistens sofort zur Ruhe gebracht werden, so dass nicht operiert werden muss. Dabei behandeln wir das befallene Darmsegment und gleichzeitig den sympathischen Grenzstrang. Währenddessen und in den folgenden Tagen muss der Patient ärztlich gut überwacht werden. Danach muss die Ernährung gründlich umgestellt werden, damit keine Rezidive auftreten.

Der Dickdarmkrebs (Colon-Karzinom)

Die Häufigkeit

Mehr als 95 % aller bösartigen Tumoren des Darmes entstehen im Dickdarm. In den westeuropäischen Ländern hat sich die Häufigkeit der Darmkrebsfälle in den letzten 30 Jahren von 20 zu 40 Neuerkrankungen pro 100000 Einwohner verdoppelt. Mehr als 6 % der Deutschen erkranken heute im Laufe ihres Lebens an einem kolorektalen Karzinom und 3 % versterben an dieser Krankheit[78], dem zweithäufigsten Krebsleiden, zu 60 % Männer und zu 40 % Frauen. 9 von 10 Neuerkrankungen fallen auf Menschen über 50 Jahre. Von 1000 Menschen im Alter von 45 – 75 Jahren, tragen 300 Dickdarmpolypen und 10 einen unentdeckten Dickdarmkrebs in sich[79].
Fast immer entsteht dieser Krebs aus gutartigen Polypen der Dickdarmschleimhaut. 8 von 10 dieser Tumoren entstehen durch Genmutation einer Drüsenzelle (Adenocarzinom). 60 % der Tumoren entstehen im linken Teil des Dickdarms und 25 % im Blinddarm (Coecum) und im übrigen rechten Dickdarm. Rund die Hälfte der linksseitigen Tumoren befinden sich in der Sigmaschlinge, der S-förmigen Verbindung zwischen absteigendem Dickdarm und Enddarm und im Enddarm (Rektum) selbst.

Die Verhütung des Dickdarmkrebses

Rauchen erhöht fast alle Krebsrisiken massiv, so auch für den Darm[80]. Übergewicht erhöht das Dickdarmkrebsrisiko[81,59,97]. Mit zunehmender körperlicher Betätigung nimmt dieses deutlich ab[82,83,96]. Der tägliche Verzehr von rotem Fleisch (Schweine- oder Rindfleisch), Fleischprodukten und Wurstwaren erhöht das Darmkrebsrisiko um mehr als 50 %, während Fisch, an Stelle von Fleisch genossen, es gegenüber dem Fleischessen mindert[84]. Ballaststoffarme Ernährung mit viel Kohlenhydraten wie Zucker, Weißmehlspeisen erhöht das Darmkrebsrisiko[85]. Eine erhöhte Ballaststoffaufnahme senkt dementsprechend das Dickdarmkrebsrisiko um 40 %[86,20]. Die Gallensäuren werden durch Bakterien der Darmflora chemisch umgewandelt in so genannte sekundäre Gallensäure (Desoxycholsäure und Lithocholsäure). Diese erregen im Dickdarm Krebs[87]. Sie werden durch die Ballaststoffe gebunden, so dass eine Ernährung mit viel Obst, Gemüse, Salaten, Vollgetreide auch durch ihren hohen Ballaststoffgehalt vor Krebs schützt[88]. Beim Abbau der Ballaststoffe durch Bakterien entstehen im Darm kurzkettige Fettsäuren. Von diesen schützt besonders die Buttersäure vor Krebs. Buttersäure hemmt die Zellteilungsaktivität der Zellen der Dickdarmschleimhaut und erhöht den Grad ihrer Ausdifferenzierung zu gesunden Zellen.[89] Auch regelmäßiges Trinken von Apfelsaft hilft Dickdarmkrebs zu verhüten[90,91].
β-Carotin, wie in Obst und Gemüse vorhanden, reduziert das Darmkrebsrisiko um 44 %[92]. Ganz besonders vor Krebs schützende Nahrungsmittel sind: Brokkoli, Grünkohl, Karotten, Tomaten, Vollweizen, Vollgerste, frische Sojabohnen, Aprikosen, Zitronen, Knoblauch, Zwiebeln und Leinsamen, alle möglichst in rohem Zustand verzehrt[93]. Etwas weniger stark, aber doch entscheidend kräftig, wirken aber auch alle anderen Gemüse und Früchte gegen Krebs[90]. Die meisten krebsschützenden Pflanzenstoffe bekämpfen auch eine bereits vorhandene Krebsgeschwulst wirkungsvoll[90,94]. In der begleitenden Rohkosttherapie der Krebskrankheit sollen sie diätetisch unbedingt intensiv eingesetzt werden. Durch das Kochen geht mehr als die Hälfte der krebsbekämpfenden Wirkung der rohen

Pflanzennahrung verloren, so dass sie bei Krebs weit überwiegend roh genossen werden muss[90]. Familienangehörige von Patienten mit Dickdarmkrebs erkranken ca. 3-mal häufiger an derselben Krebsart. Dies beweist keineswegs, dass sie genetisch anfälliger sind. Viel eher bestehen in der Regel ähnliche Ernährungsgewohnheiten.
Menschen mit Colitis ulcerosa oder Crohnscher Krankheit erkranken rund dreimal häufiger an Darmkrebs, wie weiter oben berichtet[95,96].
Es gibt 8 verschiedene genetische Besonderheiten bei denen Dickdarmkrebs häufiger ist. Dies betrifft 8 % der Neuerkrankungen. Nicht bei allen dieser Patienten findet man Dickdarmpolypen.

Die Symptome bei Dickdarmkrebs
Ganz schwierig ist die Früherkennung, da dieser Krebs lange keine Symptome macht. Sieht man Blut im Stuhl, so muss die Ursache immer sofort gesucht werden, da dies ein typisches Frühsymptom ist. Später ändern sich die Stuhlgewohnheiten, viel später erscheinen uncharakteristische Bauchschmerzen oder Krämpfe und noch später führt ein Darmverschluss (Ileus) in die Notfallstation.

Die Therapie und Prognose
Im Frühstadium, wenn der Krebs erst in der Schleimhaut ist und besonders wenn er polypartig in den Darm hineingewachsen ist, kann dieser Krebs geheilt werden, in dem der Chirurge über kleine Bauchschnitte mikrochirurgisch das befallene Darmsegment mit den Lymphknoten entfernt. Enthalten diese Lymphknoten Krebszellen, so wird danach eine Chemotherapie empfohlen. Meistens kann ein künstlicher Darmausgang vermieden werden.
Liegt der Tumor im Enddarm, so wird in der Regel vor der Operation eine Bestrahlung empfohlen. Liegt er nur in der Schleimhaut, so kann er durch den Anus entfernt werden, geht er tiefer, so muss er mit viel umliegendem Gewebe entfernt werden und wird, mindestens vorübergehend, ein künstlicher Darmausgang nötig. Ist der Krebs weiter in gesunde Gewebe eingewachsen oder hat er schon Ableger gebildet, so wird eine große Operation nötig, meistens nach einer Vorbehandlung mit Chemotherapie.

Die Prognose des Dickdarmkrebses
War der Tumor auf die Schleimhäute begrenzt, so bleiben die Patienten mehr als 5 Jahre gesund. Danach sind Rezidive selten. War er in die Lymphknoten eingewachsen, so bleiben 4 von 10 Patienten über 5 Jahre ohne Reizidiv, nach Fernmetastasen noch 20 %.
Chemotherapie wird bei gleichzeitiger Rohkostdiät wesentlich besser vertragen[97,98,99,100]. Auch die Wundheilung bessert sich durch diese Diät. Aus den bisherigen wissenschaftlichen Kenntnissen ist die Hypothese berechtigt, dass die diätetische Therapie der Ursache das Risiko eines Tumorrezidivs und einer späteren Metastasierung vermindert. Darum empfehlen wir diese in jedem Fall sofort zu beginnen.

Dr. med. Maximilian Bircher-Benner wurde 1937 von Prof. McCarrison für einen Vortragszyklus an der Universität Oxford eingeladen, die er wenig später in der Aula der Eidgenössischen Technischen Hochschule in Zürich hielt.[101] Nach lebenslanger Erfahrung in der Behandlung vieler tausend Patienten an seiner Klinik, unter anderem mit Krebs, und jahrzehntelanger klinisch-diätetischer Erforschung dieses Phänomens, sagte er folgendes:

„Millionen sind für die Krebsforschung ausgegeben worden. Hekatomben von Tieren mussten zu Experimenten dienen. Dabei wurde gar wenig gewonnen. Über die Ursachen des Krebses sind sich die Forscher immer noch nicht klar. Soeben ist ein großes Werk des bekannten Krebs-

forschers Frederick L. Hoffmann in Philadelphia herausgekommen mit dem einfachen Titel: Krebs und Nahrung[102], in welchem eine Riesensumme von Tatsachen und Beobachtungen zusammengetragen sind, die dafür sprechen, dass 1. der Krebs eine Erkrankung des Gesamtorganismus ist, und 2. tiefwirkende Ernährungseinflüsse als ursächliche Faktoren anzusehen sind.
Summarisch erscheint Hoffmann das „Zuviel-Nahrung" als Krebsursache. Was sich aber hinter diesem „Zuviel" verbirgt, ist erst des Pudels Kern. Doch hier versagt vorläufig auch Hoffmanns statistische Forschung. Wer in einem langen Forscher- und Arztleben mit den Nahrungswirkungen auf den menschlichen Organismus vertraut geworden ist, wie *Hindhede* und *McCarrison,* ich selbst und andere, sieht in der Krebskrankheit das Produkt langfristiger Ernährungsunordnung, unterstützt durch andere Lebensunordnungen.

Das einzige große Experiment, das hier Klarheit schaffen würde, – *Rollo Rüssel* hat es schon vor 25 Jahren vorgeschlagen,– ist noch nicht angestellt worden. Es bestünde darin, dass einige Tausend aufgeklärte Menschen sich lebenslang geordnet ernähren, worauf der Vergleich der Krebserkrankungsziffer zwischen ihnen und der Gesamtbevölkerung einen eklatanten Unterschied zu ihren Gunsten ergeben würde. Da der so genannte Gesunde aber von einer Änderung seiner Lebensgewohnheiten nichts hören will, muss der Hebel am mürbe gewordenen Kranken und durch ihn an seiner Familie angesetzt werden. Meine Erfahrung lehrt, dass dieser Weg erfolgreich ist. Mein Vorschlag lautet daher: nicht Millionen für Tierexperimente, sondern Millionen für Volks-Gesundheitshäuser mit Ordnungstherapie.
Dies ist der Weg, der Krebskrankheit, dieser furchtbaren Plage, Herr zu werden.

Meine Damen und Herren!
Sie sehen, das Leben im Reiche der Unordnungen, in welches sie sich unwissend verirrt hat, muss die Menschheit mit einer unermesslichen Summe von Ungesundheit, Krankheit, Leiden, Schmerz und Not bezahlen. Ist dieses alles nicht eine Hölle auf Erden? Und ist es nicht endlich Zeit, an die Rückkehr ins Reich der Ordnungen zu denken?"

Mit diesen Worten schloss Bircher-Benner seinen zweiten Vortrag. Inzwischen gibt es zahlreiche epidemiologische Forschungsresultate und faszinierende wissenschaftliche Erkenntnisse aus der Grundlagenforschung, welche wie Mosaiksteine einheitlich begonnen haben, das Bild der Ursachen der Krebskrankheit und der meisten chronischen Krankheiten überhaupt, zu zeichnen. Es ist nicht nötig, auf die Fertigstellung zu warten. Der Erkenntnisse sind genügend vorhanden, um die diätetische Prophylaxe und begleitende diätetische Therapie der Krebskrankheit zu beginnen.

Die Wirkung der Nahrung auf den Verdauungstrakt

Zweierlei Nahrungsenergie

Der Physiker unterscheidet zweierlei Energie, geordnete und chaotische Energie. Geordnete Energie speichert Information. Chaotische Energie kann nichts speichern. Wärmeenergie ist chaotische Energie. Höchstgeordnete Energie ist das Sonnenlicht. Dessen Information gleicht einer großen Symphonie. Hören wir eine Symphonie, so entsteht keine Wärme, aber sie vermittelt Information: ein hochgeordnetes Klanggebilde, das präzise Empfindungen und Gefühle auslöst. Über seine komplexen Schwingungen vermittelt und ordnet das Sonnenlicht die genetisch vorgegebene Information, die für das Wachstum, die Differenzierung und Regeneration alles Lebendigen auf der Erde notwendig ist.

Ein grünes Blatt enthält rund eine Million Chlorophylltrichter. An der Basis jedes Trichters befinden sich je zwei Chlorophyll-A-Moleküle. Der Trichter reflektiert das einfallende Licht in die Basis, wo die Chlorophyll-A-Moleküle, mit den Schwingungen der Sonnenlichtstrahlung synchron, in maximale Resonanz treten (Kohärenz). Die Energie aus dieser Resonanz wandeln sie um in UV-Licht, so dass sie für unser Auge unsichtbar leuchten. Dieses Licht durchströmt den ganzen Pflanzenkörper bis in die Wurzelspitzen[103].
Alle lebendigen Zellen speichern in ihren Molekülen UV-Licht, ganz besonders in den ringförmigen Molekülen. Die weitaus stärkste Lichtspeicherung erfolgt aber in der Doppelspirale der Erbsubstanz der Zellkerne. Die Doppelspirale der Erbsubstanz (DNA) kann sich nach rechts oder nach links aufwinden oder sie kann kleeblattartige Ausstülpungen bilden, wobei sie ganz spezifische UV-Lichtspektren ausstrahlt[104]. Die Doppelspirale der DNA dient als Hohlraumresonator für die rhythmische LASER-Verstärkung des UV-Lichtes in unseren Zellen[105].
Damit ein LASER zu arbeiten beginnt, muss er eine gewisse Menge an Energie erhalten. Die Biophysiker nennen diese minimale Energiezufuhr die LASER-Schwelle. In ihren Experimenten haben Forscher der internationalen Akademie für Biophotonenforschung die LASER-Schwelle an pflanzlichen Geweben gemessen[100, 101, 106].

Genau wie die Pflanzen speichern menschliche und tierische Zellen in ihrer DNA UV-Licht[99, 101].
Aber uns fehlt die Fähigkeit zur Photosynthese und die direkte Sonnenbestrahlung der Haut genügt bei weitem nicht, um unsere LASER-Lichtspeicherung über der LASER-Schwelle zu halten.

Die Pflanzenzelle speichert die Photonen des Sonnenlichtes in ungeheurer Menge. Man konnte zeigen, dass die so genannte ultraschwache Zellstrahlung[107] eigentlich bloß eine Art Leckstrahlung ist, ein minimes Durchsickern des UV-Lichtes durch die Zellmembran. Messungen haben ergeben, dass die LASER-Amplifikation des Lichtes in der DNA 10^{10}-mal stärker ist als diejenige technischer LASER-Geräte. So gleicht das Innere der Zellen einem ungeheuren Lichtraum.

Unsere Photonenspeicherung muss täglich genährt werden durch eine ausreichend große Menge an lebendigen, photonenhaltigen Nahrungsmitteln, an vegetabiler Frischkost[108,109,102].

Die Übertragung der Information der lebendigen Nahrungsmittel aus der Photosynthese auf unseren Organismus erfolgt durch Kohärenz. Dies bedeutet, dass unsere eigene Lebensempfindung, Lebensenergie und Lebensinformaion in den etwa 50 Billionen Zellen unseres Körpers dadurch immer wieder erneuert und geordnet werden, dass sie bei der Übertragung der Photonen mit den Schwingungsmustern des Sonnenlichtes in gemeinsame Resonanz treten.

Fehlen die lebendigen Nahrungsmittel in unserer Nahrung, so vermindert sich der Photonengehalt in unseren Zellen. Der Lichtgehalt nimmt ab, bis die LASER-Schwelle unterschritten wird. Die Folge ist Degeneration.

Maximilian Bircher-Benner erklärte die erstaunliche Wirkung seiner Diät auf Grund seiner wissenschaftlichen Nachforschungen über mehrere Jahre mit dem zweiten Hauptsatz der Thermodynamik, dem Entropiegesetz[105]. In der Tat ist es erstaunlich, dass unsere moderne medizinische Wissenschaft auch heute noch immer als einziges Maß für die Nahrungsenergie die Kalorien, die Verbrennungswärme kennt, während der zweite Hauptsatz der Thermodynamik auf allen anderen wissenschaftlichen Gebieten, in der Technik, der Physik und der Chemie seit 150 Jahren zur Basis aller energetischen Betrachtungen geworden ist.

Am Anfang des 20. Jahrhunderts beherrschte die Furcht vor Ansteckung durch Bakterien die medizinische Welt, so dass man glaubte, es sei besser, alle Nahrung vor dem Verzehr zu kochen. Daraus ergeben sich neue Forderungen hygienischer Zubereitung der Rohkost. Als dann hitzelabile Vitamine und Vitalstoffe entdeckt wurden, bahnte sich Bircher-Benners Rohkostdiät ihren Weg zu weltweiter Anerkennung.

Die Erforschung der LASER-Amplifikation der Photonen in der Erbsubstanz der lebendigen Zellen[99,100,101,102,103] und der Informationsleitung und -speicherung in der Grundsubstanz des Bindegewebes[110] bestätigten Bircher-Benners Hypothese der Lichtakkumulation in lebendigen Nahrungsmitteln und der enormen Bedeutung der Photosynthese für den Energiewert der Nahrungsmittel als ordnende und damit heilende Information für das biologische System des Menschen.

Eine weitere Bestätigung aus der Grundlagenforschung brachten unter anderem die Arbeiten des Nobelpreisträgers Ilya Prigogine[111] über das dissipative System der lebenden Zellen, welche zeigten, dass das Streben aller physikalischen Vorgänge nach Unordnung (Entropiegesetz) in den lebendigen Zellen nicht gilt, da sie durch die Speicherung der Photonen aus der Photosynthese und die enorme rhythmische Verstärkung dieses Lichtes in den Zellen nach dem LASER-Prinzip, in ihrer Energie so weit vom thermodynamischen Gleichgewicht entfernt werden, dass der zweite Hauptsatz der Energetik nicht gilt und das Chaosprinzip in ein ordnendes Kohärenzprinzip umschlägt.

In der Tat sind alle lebendigen Zellen der Natur der einzige Ort, wo aus kleinen, einfachen Molekülen komplexe, hochgeordnete Moleküle, Abläufe und Strukturen entstehen: wo aus Chaos Ordnung wird. Dies ist die große Bedeutung der Rohkostdiät, als einzige Diät, welche das ordnende Prinzip und die ordnende Wirkung der lebendigen Zellen auf unser biologisches System überträgt und damit ihre große ordnende Heilwirkung entfaltet.

Hinzu kommt die hohe Nahrungsökonomie der lebendigen Pflanzennahrung[94,97], in welcher die Nahrungsstoffe in geeigneten Mengenverhältnissen organisch gebunden und dadurch biologisch in höchstem Maße verfügbar werden, und wo die für die Assimilation der Vitalstoffe notwendigen Enzyme zugleich mitgeliefert sind, ihr hoher Gehalt an Polyphenolen, Carotinen und anderen Antioxidantien mit ihrer großen, vor Degeneration und vor Genmutationen und damit Krebs schützenden Wirkung.

Des Weiteren kommt die große regulierende Wirkung hinzu, welche die Rohkost auf das Ökosystem der Bakterienflora des Darmes ausübt, so dass Infektionen, übermäßige Gärung oder Darmfäulnis und Krebs verhindert werden.

Die reine Rohkost ist in der Hand des Sachkundigen die ideale Heildiät zur Verhütung und Heilung aller degenerativen Krankheiten, die in unserer Zeit als „Zivilisationskrankheiten" in ständiger Zunahme begriffen sind, ein Weg, der sich lohnt.

Allgemeine Richtlinien für die Therapie der Darmerkrankungen

Für die praktische Anleitung bitten wir, das Kapitel Kostformen, die Tabellen I und II und den Rezeptteil zu beachten.

Drei Kostformen haben sich zur Therapie der Darmerkrankungen bewährt:

Die Rohapfelkost (besonders bei Durchfallerkrankungen):

Ein bis zwei Kilogramm geriebene Äpfel pro Tag werden immer ganz frisch verabreicht (dürfen nicht bräunlich werden). Die Eiweißarmut dieser Diät entzieht den eiweißverwertenden, Fäulnis erzeugenden Bakterien den Nährboden. Die Säuren der Früchte hemmen das Wachstum dieser Fäulniserreger. Der Pektingehalt der Äpfel absorbiert die schädlichen bakteriellen Zersetzungsprodukte (Toxine) und verhindert so deren Eindringen durch die Schleimhaut in den Körper.

Die Rohkostdiät:

Die Carotinoide, besonders das Betacarotin der Früchte und Gemüse stimulieren die Vermehrung der Monocyten und Makrophagen (Fresszellen), die Bildung von Zytokinen, Tumornekrosefaktor α (der auch in der Infektionsabwehr Bedeutung hat), und Interleukin 1β. Betacarotin erhöht auch die im Blut zirkulierenden natürlichen Killerzellen. Auch das Vitamin A stimuliert das Immunsystem, genauso wie das Vitamin C der Früchte. Die Flavonoide der Früchte modulieren das Immunsystem eher in Richtung einer Dämpfung und Hemmung der Entzündungsreaktion und hemmen teils auch die Prostaglandinbildung. All diese sekundären Pflanzenstoffe modulieren das Immunsystem in die gewünschte Richtung. Sekundäre Pflanzenstoffe in frischem Obst und Gemüse wirken zudem antibiotisch.

Besonders kräftig antibiotisch wirkende Gemüse können im Reizzustand des Darmes noch nicht eingesetzt werden, da sie teils die Schleimhaut noch mehr reizen würden. Dazu gehören Knoblauch, Kresse, Senf, Meerrettich, roher Vollweizen und Tomaten, wohl aber nach Beruhigung der Situation und sorgsamer Testung der Verträglichkeit. Die rohe, lebendige Pflanzennahrung hat das höchste Potential hochgeordneter, biologisch verfügbarer Energie aus dem Sonnenlicht und dessen Gehalt an ordnender und dadurch heilender biologischer Information. Die Rohkost reguliert das Ökosystem der Darmflora zuverlässig zurück in sein gesundes Gleichgewicht, so dass die fäulniserregenden Eiweiß verwertenden Bakterien mit ihrer Bildung toxischer Gase wie Methan und Schwefelwasserstoff zu Gunsten gesunder Darmbakterien zurückgedrängt werden. Die Rohkostdiät bewirkt auch zuverlässig die Überwindung der Darmträgheit, so dass die gesunde Peristaltik allmählich wieder Überhand nimmt. In der Zusammensetzung ist sie ökonomisch, im dem Sinne, dass das Verdauungssystem und der Stoffwechsel nicht mit unnützen Substanzen und deren Abbauprodukten belastet wird und sich erholen kann. Damit wird auch der enterohepatische Kreislauf, die Zirkulation nicht bewältigter Nahrungsabbauprodukte zwischen Darm und Leber über das

Portalsystem, massiv entlastet, so dass sich Darm und Leber erholen können. Bei Magen-Darmkrankheiten muss die Wahl der Nahrungsmittel und deren mechanische Zubereitung dem Zustand des Kranken sorgfältig angepasst werden, als Frischsäfte, Pürees oder fein zerkleinert, mit Nuss- oder Mandelmilch (s. Tabellen).

Die Sauermilchdiät:

Milcheiweißallergien waren noch vor 40 Jahren eine Seltenheit. Durch die Säuglingspulvermilchzubereitungen und die industrielle Bearbeitung der Kuhmilch, bevor sie überhaupt käuflich wird, wird sie häufiger nicht vertragen. Zur Homogenisierung wird die Milch unter 5 atü Druck gesetzt und auf eine heiße Platte gespritzt. Dadurch wird die räumliche Struktur der großen Moleküle verkrüppelt, so dass die Milch nicht mehr aufrahmen kann. Die so veränderten Moleküle nimmt das Immunsystem des Darmes als verdächtige Proteine wahr, und setzt Abwehrreaktionen in Gang. Die Sauermilchdiät ist ein gutes Mittel zur Regulation der Darmflora, darf aber nur eingesetzt werden, wenn Milcheiweiße vertragen werden und die Sauermilchprodukte dürfen nicht pasteurisiert sein.
Die Sauermilchkost mit Buttermilch und Joghurt enthält Lactobacillen und andere Bifidusbakterien. Sie fördern im Darm die gesunden Keime und drängen so die Fäulnisbakterien mit ihrer Bildung von toxischem Methan- und Schwefelwasserstoff zurück. Sie hilft zur Ansäuerung des Milieus im Darm, so dass die gesunden Bakterien besser gedeihen.
Diese Diätform ist besonders geeignet für Menschen mit Verstopfung, Fäulnisdyspepsie, Blähungen (Meteorismus) und kann auch bei chronischen Darmentzündungen sachkundig vorübergehend eingesetzt werden.
Reine Milchsäure, stark verdünnt angewendet, wirkt in gewissen Fällen als Darmdesinfiziens günstig. Milchsäure (rein oder als Sauermilch) hemmt das Wachstum der krank machenden Bakterien, während die gesunden Bifidus- und Kolibakterienarten sich entwickeln können. Die Wirkung zeigt sich auch bei einer starken Bakterienfehlbesiedlung im oberen Dünndarmabschnitt: die Keime verschwinden und die Gefahr der aufsteigenden Gallenwegsinfektion wird verhütet. Bei Dünndarm- und Gallenwegskrankheiten ist die Diät besonders wichtig (Zubereitung nach Kost II A, III und IV).

Hinweis zur Auswahl der Nahrungsmittel:

Stärke- und zuckerhaltige Stoffe:
Stärkelieferanten sind Kartoffeln und Getreide. Die verschiedenen Zubereitungsformen finden sich im Rezeptteil. Zucker soll nur in geringer Menge verwendet werden und zwar in Form von Früchten, Dörrobst und Honig. Weißmehl, Fabrikzucker und Schokolade sind zu vermeiden.

Eiweißhaltige Stoffe:
Hochwertiges Eiweiß findet man in Grünblättern, Vollgetreide, frischem Soja, Nüssen, Milch und Eiern. Milch wird bei Darmkrankheiten nur nach erwiesener Verträglichkeit und in Form von Sauermilcharten (Buttermilch, Joghurt, Bioghurt, Sauermilch, Junket, Molke) angewendet. Der Käsestoff Casein ist in Quark enthalten. Käse soll nur in geringer Menge als feine, milde, fettarme Weißkäsesorten Verwendung finden. Fettreiche, scharfe, gereifte Käsesorten enthalten gesättigte Fette, tierische Eiweiße, viel Salz und durch die Vergärung erzeugte biogene Amine und sind für die Gesundheit nicht zuträglich.
Lange Zeit wurde der biologische Wert des Eiweißes nach dem sogenannten Aminosäurenspektrum berechnet. Diese Methoden haben neueren Nachprüfungen

nicht standgehalten. Es hat sich gezeigt, dass die Kombination zweier oder mehrerer verschiedener Eiweißarten in allen Fällen biologisch hochwertiger ist als die betreffenden Eiweißarten einzeln genommen. Damit wurde erkannt, dass Fleisch- und Milcheiweiß nicht höchstwertig sind, sondern von Kombinationen wie Kartoffeleiweiß mit Eieiweiß, Grünblättereiweiß mit Vollkorneiweiß und Maiseiweiß mit Bohneneiweiß an biologischer Wertigkeit übertroffen werden, dass höchstwertige Eiweißversorgung des Organismus mit rein pflanzlichen Eiweißkombinationen leicht erzielt werden kann und die Idee, dass tierische Eiweiße einen höheren Wert hätten, in dieser dogmatischen Form nicht zu Recht besteht.

Fettstoffe:
Das Maßhalten im Fettverbrauch ist sehr zu empfehlen. Möglichst nur hochwertiges (nicht überhitztes) Fett, das reich ist an ungesättigten Fettsäuren und ohne Erwärmung in der Küche verwenden. Außer den kaltgepressten Pflanzenölen (Getreidekeimöle, Sonnenblumenöl, Rapsöl, Distelöl, Nussöl, Sesamöl, Leinöl), die niemals erwärmt werden dürfen, da sonst krebserregende Stoffe entstehen können. Für warme Zubereitungen empfiehlt sich die Benützung des Olivenöls. Dieses darf schonend, bis maximal 170 °C, aber nicht höher erwärmt werden. Pflanzenmargarinen sind durch eine physikalische Veränderung der Moleküle gehärtet worden. Neuere Untersuchungen weisen auf ungünstige Stoffwechselwirkungen hin. Frische Butter und Rahm sollen wegen des hohen Gehalts an gesättigten Fettsäuren sparsam eingesetzt werden. Geröstete, gebackene und frittierte Zubereitungen sind für die Gesundheit nicht günstig.

Reizstoffe:
Reizmittel wie alkoholhaltige Getränke, Kaffee, Schwarztee, Schokolade, Weißzucker, Tabak, scharfe Gewürze wie Pfeffer, scharfer Senf, Ingwer, Paprika, sollen bei Magen- und Darmkrankheiten ganz gemieden werden, da sie über das vegetative Nervensystem die Einstellung der vagalen Verdauungsphase verhindern und durch Reizung der Schleimhäute die Verdauungsvorgänge stören und in weiterem Sinne alle Regenerationsvorgänge verzögern.
Die Zubereitung mit scharfen Gewürzen soll durch Frischkräuter ersetzt werden. Grillieren und Rösten ist zu vermeiden wegen der schleimhautreizenden und Krebs erzeugenden Röststoffe. Wegen der Verseuchung der Meere mit Chemieabfällen und radioaktivem Müll ist heute das natürliche, weder jodierte, noch fluorierte Steinsalz sicherer, es sei denn das Meersalz stamme aus verlässlicher Quelle. Menschen mit intakter Nierenfunktion sollen nicht mehr als 5 g Kochsalz pro Tag verwenden.

Organisch-biologische Qualität:
Wenn immer möglich, ist es ganz wichtig, Nahrungsmittel zu beschaffen, die aus gesundem, humusreichem Boden stammen und so frei wie nur möglich sind von Pestiziden und Nitriten. Dies ist nicht in jedem Falle möglich. Trotzdem – das möchten wir hier betonen – sind bei der Befolgung der hier gegebenen Anweisungen – bedeutende und wesentliche Schutz- und Heilerfolge erzielbar, denn die Hauptentlastung des Magen-Darmsystems und des Stoffwechsels geschieht durch das Weglassen von Fleisch-, Fisch-, Käse-, Zucker-, Röststoffen-, Sucht- und Reizmitteln, der tierischen Nahrungsmittel überhaupt.

Kostformen

Alle wichtigen Angaben zu den Lebensmitteln für die Heildiät von Verdauungsleiden finden Sie im Anhang und in den Tabellen.

Kost I Teefasten

Bei akutem Magen- und Darmkatarrh, bei Krämpfen und fieberhaften Verdauungskrankheiten und Durchfällen und bei Blinddarmentzündung (falls die Operation umgangen werden kann, sonst nüchtern bleiben!). Bei starker Blähsucht als Vorbehandlung:

750 – 1000 g (¾ bis 1 Liter) Tee.

Geeignete Teesorten sind: Kamille (immer nur ganz kurz überbrühen, soll hellgelb sein), Leinsamen, Hagebutte, Tormentilla, Eibischwurzel, Tausendgüldenkraut, Bittertee, Blähungstee, Heidelbeer-, Brombeerblätter- und Erdbeerblätter-Tee ungesüßt mit 5 – 10 Tropfen Zitronensaft pro Glas (siehe auch Rezeptteil).

Bettruhe, gleichmäßige Wärme, heiße Bauchkompressen, Prießnitzwickel, Kamilleneinlauf mit 1 Liter Kamillentee (2 – 3-mal wiederholen, bis reines Wasser kommt).

Kostform II Säftekost

A. Bei akutem Durchfall
(Verschiedene Varianten, je nach ärztlicher Verordnung)

Sommerkatarrh, Infektion, Sprue (Zöliakie)
Nach einem Tag Teefasten:

1 Tag Apfeldiät:
(Stopft, reinigt, beruhigt, nährt mit hochwertigem Frischgehalt), geeignet für *alle* Durchfalltypen: 5 – 6-mal pro Tag (insgesamt 1 kg Äpfel)
1 großer Apfel, reif, saftig, schälen, in der Zentrifuge zu Saft machen oder auf der Bircherraffel reiben und sofort nachher löffelweise langsam essen. Einige Tropfen Zitronensaft verhindern Braunwerden. Vom 2. Tag an kann zum geriebenen Apfel hinzu Banane, zu Schnee geschlagen, beigemengt werden. Dann weiterer Übergang zu pürierter Kost mit Berücksichtigung der unter Kostform III angegebenen Richtlinien für pürierte Kost.

Oder:

1 Erdbeertag:
(Speziell bei Sprue und chron. Darmkatarrh durch schlechte Fettausnutzung)
1 kg Erdbeeren süßreif, ohne Zucker, mit Gabel zu dünnem Brei zerdrücken und auf 5 – 6 Mahlzeiten verteilen. Die Erdbeeren haben eine besondere heilende Wirkung bei der Zöliakie (Sprue) und schweren infektiösen Durchfällen (Paratyphus, Shigellose, Rota-Virus Infektion). Hoher Gehalt an den Vitaminen C und A, Calcium, Kalium und vielen anderen Spurenstoffen, gleichzeitig desinfizierende und nährende Qualität.

Oder:

1 Buttermilchtag:
Nach Ausschluss einer Milchunverträglichkeit! Nach 1 Tag Teefasten; geeignet besonders bei Sommerdiarrhoen in südlich-tropischem Klima, wo Obst infektionsgefährlich ist. Schnellste Umstimmung der Darmbakterienflora, fettfreie, mineralstoffreiche Nahrung. Kann bei großer Hitze und Schwitzen während längerer Zeit durchgeführt werden, evtl. im Wechsel mit Frischsäftekost. 1 Liter Buttermilch *frisch* auf 5 – 6 Gläser über den Tag verteilt. Keine andere Zukost außer Kräutertee wie unter „Frischsäfte-Schleimkost".

Oder:

Frischsäfte-Schleimkost:
(Bei Durchfällen im Anschluss an Apfeldiät)
Nach einem Tag Teefasten und einem Apfeltag: Säfte mit ⅓ Reis- oder Gerstenschleim oder wenig Rahm mischen, oder in Form von Pektinköpfchen servieren. Besonders gegen Durchfall wirksam sind als Saft oder Brei:

Obstsäfte:
Heidelbeeren, Grapefruit, Erdbeeren, schwarze Johannisbeeren, Äpfel und Bananen geschlagen und gemischt mit anderen Obstsäften, *Steinobstsäfte erst nach Aufhören des Durchfalls.*

Gemüsesäfte:
Karotten, Randen (Rote Bete), Tomaten, Kohl, Sellerie, Kopfsalat. Zu vermeiden sind anfänglich: Spinat, Rettich, Kresse, Zwiebel, Knoblauch, Sauerkraut.

Milch (wenn vertragen):
Buttermilch, Mandelmilch stark verdünnt, Sesammilch stark verdünnt, Sojamilch stark verdünnt, Molke mild, Joghurt natur, mager und mild.

Beispiel eines Tagesmenüs
(siehe auch Kost II, B „Vollsäfte")

Bei Durst:
(Durchfallpatienten leiden stark unter Durst):
Tormentillatee, Erdbeerblättertee, Heidelbeertee, Brombeerblättertee, Pfefferminztee, Kamillentee, evtl. Blähungstee. (Zu meiden ist Schwarztee wegen seines Gehaltes an Thein und Koffein und seiner schlafraubenden Wirkung, dafür evtl. koffeinfreier Infré-Tee).

Allgemeine Maßnahmen bei akutem Darmkatarrh:
Kamilleneinlauf: Mit 1 Liter Kamillentee, kurz angegossen (und einem Suppenlöffel Heilerde, alle 2 Tage.
Bei Krämpfen: heiße Kompressen.
Nachts, nach guter Vorwärmung Leibwickel.
Bettruhe streng einhalten, so lange Fieber und flüssiger Stuhl vorhanden sind.

„Kousa-Tage":
Diät bestehend aus Weizengel nach Dr. Kousa. Einzelne Tage bis eine Woche durchführbar.
Nicht bei Zöliakie!
Bei Magen- und Darmkatarrh beruhigend, reinigend, leicht abführend, bei Übergewichtigen entwässernd und entschlackend. Geschmacklich sehr mild und neutral, jedoch sättigend. Geeignet bei akutem Magen-Darmkatarrh, nach Teefasten, Apfel- oder Erdbeertag, ein bis mehrere Tage als Übergang zu breiförmiger Kost:
3 – 4-mal täglich 1 Portion Weizengel, (nach Vorschrift zubereitet). Jeweils mit Joghurt, Obstsaft, Rahm, Milch, Rosinen oder Apfelsinen serviert, falls leicht gewürzt vorgezogen, kann das Weizengel mit Salz-

loser Cenovis-Würze, Kräutern, Gemüsebouillon geschmackreicher gestaltet werden.
Rezept s. Seite 76

B. Bei übersaurem Magen, Ulcuskrankheit

Bettsaftfasten:
Nach 1 Tag Teefasten (s. Seite 56) oder direkt: 2 – 3 Tage lang:

600 – 800 g Frischsäfte auf den Tag verteilt (Obst- und Gemüsesäfte).
Diese, wenn möglich, aus kompostgedüngter (organisch-biologischer) Qualität.
Nach Bedarf mit Schleim gemischt.

Obstsaftsorten:
Orangen (falls keine Überempfindlichkeit dagegen besteht), Grapefruit, Mandarinen, Trauben, Beeren, Äpfel, Pfirsiche, süße Pflaumen, Melonen, Kirschen – frisch gepresst und gemischt mit ½ Schleim (Leinsamen, Vollweizengel, nur wann vertragen, Reis, Gerste), Rahm, Pektin oder Agar-Agar und dem Obstsaft zugemischt. Bei starker Blähsucht: süße Obstsorten weglassen.

Gemüsesaftsorten:
Karotten, Randen (Rote Bete), Tomaten, Salat, Spinat, Kresse (löffelweise, sobald vertragen), Sellerie, Fenchel, Rettich – frisch gepresst und gemischt mit ⅓ Schleimgel: Agar-Agar, Pektin oder ⅓ Rahm wie Obstsäfte, täglich Kohlsaft (möglichst nur kompostgedüngt) 100 g und Kartoffelsaft: 50 g. Zusätzlich rein oder anderen Säften zugemischt.

Leinsamenschleim oder Vollweizengel:
2 – 5 Tassen, schluckweise auf den Tag verteilt.
Zur Zubereitung der Schleime: siehe Rezeptteil (Seite 67).

Bei Magenbrennen:
Heilerde mit Kamillentee, kurz aufgebrüht, 3 – 5-mal 1 Teelöffel pro Tag.
Andere beruhigende Medikamente (Phytotherapie, Homöopathie, Allopathie) muss der Arzt wählen. Besonders oft ist Nux vomica C 30 wirksam: 6-mal/Tag 1 Tropfen oder 4 Globuli.

Vollsaftkost:
Nach 2 – 3 Tagen Bettsaftfasten folgen 2 – 7 Tage „Vollsäftekost"; zusätzlich zu den erwähnten Frischsäften werden gegeben:
Mandelmilch*, Joghurtmilch oder Vorzugsmilch (wenn keine Überempfindlichkeit besteht, was an Blähungen und Schmerzen erkennbar ist), Junket, Seesam- oder Sojamilch, Buttermilch mild und frisch, Molke**.

Beispiel eines Tagesmenüs:

Morgens und abends:
200 g Obstsaft-Schleim-Rahm-Gemisch
150 g Mandelmilch* oder Sojamilch; oder Pektinköpfchen, 150 g Obstsaft und wenig Rahm, 150 g Naturjoghurt mild.

Mittags:
200 g Obst- oder Gemüsesaftgemisch, 140 g Buttermilch oder Molke oder Joghurt oder Vorzugsmilch.

---

* Mandeln, fein gerieben, lange gekaut oder als Milch zubereitet, haben eine besonders heilende, säurebindende und beruhigende Wirkung auf die Magenwände. Sie wirken auf den Magen wie ein Film, ohne den Säurebindungseffekt der Medikamente.

** Molke: flüssiger Rückstand nach dem Labkäsen, bestehend aus den Zucker- und Mineralstoffen und den nicht fettlöslichen Vitaminen der Milch – ein fettfreies, leicht verdauliches und hochwertiges Getränk, basenüberschüssig im Stoffwechsel.

Kohlsaft und Kartoffelsaft: 1-mal täglich 150 g Leinsamenschleim nachts bei Schmerzen.

Bei Durst:
Teesorten wie unter Kost I beschrieben.
Mineralwasser ohne Kohlensäuregehalt (Wahl der Sorte durch den Arzt).

Allgemeine Maßnahmen:
Vorwiegend Bettruhe, heiße Kompressen nach Nahrungsaufnahme.
Bei guter Vorwärmung Leibwickel für die Nacht, kalt aufgelegt.
Entspannung, Atmung.
Kamilleneinlauf: 1 Liter alle 2 Tage.

Bei Magenbrennen:
Heilerde mit kurz angegossenem Kamillentee zwischen den Mahlzeiten und abends 2 × 1 Teelöffel.

C. Bei säurearmem Magen

Nach 1 Tag Teefasten oder direkt:
2 – 3 Tage Vollsäfte. Obst- und Rohgemüsesäfte wie bei Kost II – B, aber ohne Schleimzusatz

Obstsäfte:
Grapefruit, Orange, Zitrone verdünnt, Beeren aller Art, saure Äpfel, reifes Steinobst

Gemüsesäfte:
Spinat, Rettich, Sauerkraut, Sauerkrautwasser, Meerwasser, Salat, andere Rohgemüse.

Milch:
Sauermilch, Joghurt, saure Buttermilch, Molke (Vollmilch wird ungesäuert meist schlecht vertragen: Völle, Blähung!).
Gut einspeicheln, kauen und wärmen im Mund. Selten ist auch ein säurearmer Magen so gereizt, dass er zuerst auf saure Säfte mit Unbehagen reagiert. Dann kann man ⅓ Schleimzusatz zu den Säften hinzufügen, speziell Leinsamenschleim in den Säften und zwischenhinein schluckweise. Dies wirkt leicht, regt die Peristaltik an und wirkt zugleich abführend.

Beispiel eines Tagesmenüs:

Morgens:
Obstsaft 200 g, Joghurt oder Buttermilch 150 g.

Mittags:
Obstsaft 150 g, Gemüsesaft 150 g, Joghurt oder Buttermilch oder Sauermilch 150 g.

Abends:
Obstsaft oder Gemüsesaft 200 g, Joghurt oder Buttermilch 150 g.

Bei Durst:
Säurelockende Teearten wie „Bittertee“, Wacholdersaft (löffelweise), Eibischwurzeltee, Tausendgüldenkrauttee, Pfefferminztee, Schafgarbentee, Wermuttee.
Säurelockende Gemüsebouillon mit anregenden Gewürzkräutern, Hefewürzen und Sojawürzen: 1 – 2 Tassen pro Tag.
Mineralwasser, auch mit Kohlensäuregasgehalt.
Wasser oder Meerwasser mit Zitronensaftzusatz, aber ohne Zucker.

Allgemeine Maßnahmen:
Langsames Essen und sehr gutes Einspeicheln der Säfte. Regelmäßige Ruhe vor der Mahlzeit, kurze Ruhezeit nachmittags. Daneben: Wandertraining, leichte Gymnastik (Bauchmuskeln!)
Bauchmassage durch Vibration, Bindegewebsmassage der Magen-

segmente, wechselwarme Bauchwaschungen – Güsse oder heiße Kompressen mit anschließender kalter Waschung. Leibwickel nachts nach allfälliger guter Vorwärmung durch Marschieren.
So lange Saftkost: alle 2 Tage Kamilleneinlauf.

Kostform III Pürierte Kost (Breiform)

Für säureüberschüssigen und säurearmen Magen, nach Magenoperation und nach Darmkatarrh wird nach Beendigung der Kost II die pürierte Kost angewendet. Sie bedeutet einen langsamen Übergang zu fester Kost. Sie enthält alle wichtigen Nahrungswerte in harmonischem Gleichgewicht, so dass auch bei längerer Durchführung keinerlei Mangelerscheinungen entstehen und bei nahrungsökonomischer Zufuhr ermöglicht die pürierte Kost Sättigung und weitere Ausheilung. Es handelt sich also um eine Vollwertnahrung in noch mechanisch verfeinerter Zubereitung. Innerhalb dieser Diät ist besonders individuelle Anpassung geboten.
Diese Kostform ist geeignet wo Empfindlichkeit auf Fett, tierisches Eiweiß, Milch besteht oder wo starker Bedarf nach Milchkaseineiweiß vorhanden ist.
Auch bei Tendenz zu starker Gasbildung bei Vitamin C- oder Vitamin B-Armut, bei Empfindlichkeit auf bestimmte Früchte- oder Gemüsearten, Knoblauch oder Zwiebeln usw.

Oft werden Unverträglichkeiten dieser Art überbewertet und auf Grund von persönlicher Erfahrung, dass sie nicht vertragen wurden, eine Anzahl von Speisen, Speisegruppen und -kombinationen dauernd ausgeschaltet und ängstlich gemieden.
Eine ganze Anzahl von verschiedenen, untereinander widerspruchsvoller Ernährungslehren legen auf solche Vorschriften ein großes Gewicht.
Wir sehen aber immer wieder, dass derartige Unverträglichkeiten bei richtigem Vorgehen langsam und sicher verschwinden und dass dem Kranken dann wieder *die ganze Fülle von gesunden Speisen, deren der Organismus bedarf*, zur Verfügung steht.
Die Angst darf nicht zum System erhoben werden, wenngleich, namentlich zu Beginn, feinstes Eingehen auf die Besonderheiten der individuellen Reaktionsschwächen geboten ist.

Diätetische Richtlinien für pürierte Kost:

Frischobst, fein gerieben:
Äpfel, Pfirsiche, Melonen usw. Geschlagene Bananen, zu Brei zerdrückt. Beeren unerhitzt und möglichst frisch. Gekochtes Obst sei nur Ausnahme, da es Frischobst nicht ersetzt.

Frischgemüse:
Roh im Mixer verbreit oder sehr fein gewiegt, gemischt und mit etwas Rahm, etwas Leinöl, Zitronensaft und Mandelpüree (s. Salatsaucen). Das Mixen und Zerkleinern muss immer unmittelbar vor dem Genuss erfolgen (Sieb oder Mixer).

Milch:
Alle Arten je nach Verträglichkeit rein oder in gemixten Salat oder püriertes Obst, Suppen, Birchermüsli. Joghurt und Buttermilch haben den Vorzug vor süßer Vollmilch.
So dann: Soja-, Mandel- und Sesammilch, Molke.

Milchprodukte:
Quark nach Bedarf gemischt mit Kräutern und Säurelockern (Hefewürzen, Sojawürzen und ähnliches mehr) oder rein, mild, oder mit Obstsaft und Honig. Sonnenblumenöl oder Leinöl, Käsesorten, von denen ganz kleine Mengen gegeben werden dürfen:

Gala-, Gervais, Louis-, Petit Suisse Käse. Keine fette, gereifte oder gekochte Käse. Zuckerstoffe: Obstkonzentrate, von Natur aus süße Obstsäfte, wenig Honig, Stevia, kein weißer Zucker.

Getreide:
Nur Vollgetreide als Schleim (Dr. Kousas Vollweizengel, Vollreis, Gersten-, Haferschleim), Mehl (Getreidedym, Holle u. a.) Schrotbrei fein, gut erschlossen, als Suppe Hafer, Gerste, Reis, Weizen.

Kartoffeln:
Geschält als Schnee und Stock, nicht geröstet.

Fette:
Kalt gepresste mehrfach ungesättigte Qualitätspflanzenöle, besonders Sonnenblumen-, Leinsaat- oder Keimöl (dürfen nie erhitzt werden!). Olivenöl enthält einfach ungesättigte Fettsäuren. Es eignet sich zur Kombination mit Leinöl besonders bei Entzündung.

Wenig Rahm darf ins Müsli oder in Suppen gegeben werden, wenn eher an Gewicht zugenommen werden muss. Sonst ins Müsli Leinöl geben. Olivenöl darf erwärmt werden. Bei Bedarf an Körpergewicht darf davon etwas in die Suppen gegeben werden.
Margarinen, gehärtete und erhitzte Fette sollen nicht verwendet werden.

Getränke:
Alle bei Kost II A, B, C erwähnten Kräuterteearten, Mineralwässer und Frischsäfte nach Bedarf.

Zu vermeiden sind:
Alkohol, Tabak, Kaffee, weißer Zucker, Weißmehl, Senf, Pfeffer, Paprika, Curry, scharfe Saucen, gebratene, geröstete, panierte Speisen.
Alles passiert und gut eingespeichelt!

Beispiel eines Tagesmenüs:

Morgens:
Birchermüsli mit Mandelpüree oder Joghurt im Mixer, oder Weizengel oder Schleimsuppe und Obst, Obstsaft mit etwas Rahm, sofern an Gewicht zugenommen werden muss. Dazu kann etwas Knäckebrot oder Diätzwieback mit Quark oder wenig Frischbutter und etwas Honig gereicht werden. Kräutertees gemäß Kostform I.

Mittags:
Banane und Orange geschlagen mit etwas Mandelmilch, bei Bedarf an Gewichtszunahme wenig Rahm.
2 – 3 Rohgemüse im Mixer gemixt. Kartoffelschnee. Passiertes Kochgemüse, Mineralwasser. Kompott oder Fruchtgelee.

Abends:
Birchermüsli mit Mandelpüree oder Natur-Jogurt und Obstsaft oder Junket und Obstsaft.
Frischkorngetreidebrei oder Gemüsebouillon (mit Ei angerührt oder Natur), Schalenkartoffeln, Kräutertee.

Zwischen den Mahlzeiten:
Bei Durst Tee, Obstsaft, Buttermilch

Allgemeine Maßnahmen:
Wie bei Kostform I.

Beispiel eines Tagesmenüs für Patienten mit Zöliakie:
(Nachdem die Säftekost II – A Seite 56 durchgeführt wurde).

Morgens und abends:
Birchermüsli ohne Haferflocken durch Turmix mit Mandelmilch oder

mit zertifiziert glutenfreien Hirseflocken
1 Glas Mandelmilch.
1 geschlagene Banane mit Quark
1 Teelöffel Leinöl

Mittags:
1 geriebener Apfel, evtl. eine geschlagene Banane
Gemixte Rohsalate, angemacht mit kalt gepresstem Leinöl und Zitrone.
Reisschleimsuppe (oder aus Hirse, Soja, keinesfalls Weizen, Gerste, Dinkel oder Roggen!)
Oder Kartoffelschnee oder Linsenpüree.
Arobonbrei (Johannisbrotmehl).

Zvieri (16 Uhr):
Arobonbrei oder geriebener Apfel oder geschlagene Banane und Sojaflocken.
Tee bei Durst (Kamille, Tormentilla).

Allgemeine Maßnahmen:
Leibwickel, Höhensonne, Kalknährsalze (Weleda).

Kost IV Schon-Heilkost

Nach Beendigung von Kost III: in der Rekonvaleszenz nach Magen-Darmleiden, während weiteren 2 – 3 Monaten.
Bei chronischem leichtem Darmkatarrh, Nahrungsmittelüberempfindlichkeit, empfindlichem Magen.
Diese Kost entspricht schon weitgehend der Bircher-Benner Normalkost, bedarf jedoch noch vorsichtig mechanisch verfeinerter und gewählter Zusammenstellung und der Beachtung von besonders hohen Qualitäts- und Reinheitsansprüchen. Übermäßige Mengen jeder Art von Nahrung sind zu vermeiden.
Das Ökonomiegesetz der Nahrung spielt im heilenden Magen und Darm oft eine entscheidende Rolle. Gründlichstes Kauen aller Nahrung mit Achtung auf die Geschmacksqualitäten soll das natürliche Wahlvermögen und das Sättigungsgefühl wieder ausbilden, so dass Übertreibung und Unverträglichkeit sich von selbst ausschalten, sobald das Geschmacksempfinden vom Patienten stark beachtet wird. Die Schonheilkost sei einfach. Man vermeide zu vielerlei Sorten in der Mahlzeit, komplizierte Gerichte, Saucen usw. Kost IV stellt nicht mehr in erster Linie auf Pflege und Schonung ab, sondern auf die Schulung von Instinkt und Festigung des erzielten Heilungsgrades. Wenn eine durchgemachte Magen-Darmkrankheit ihren Sinn erfüllt, so ist es der, dass eine solche Krankheit mit ihren Leiden und Einschränkungen zum Erlebnis wird: sich selbst zu erkennen, die Führung über sich selbst wiederzugewinnen, Geschmack und Freude an Lebensgenüssen und Tätigkeiten zu finden, die der Gesundheit nicht schaden, sondern zuträglich sind. Dann wird die Therapie zu einem faszinierenden Erlebnis, das zur Entwicklung der Persönlichkeit und Reife gereicht.
Die Rekonvaleszenz aus der Magen-Darmkrankheit liege nicht nur in der Diäteinstellung auf lange Sicht, sondern auch in der Abklärung seelischer Ursachen, die zum Entstehen der Krankheit beigetragen haben. Sehr oft schafft die durch die Krankheit erzwungene stille Zeit neue Kraft und, in Begleitung des Arztes, zu einem entscheidenden Schritt, der es erlaubt, eine lange schwebende Sorge, Ungewissheit, eine aufgestaute Angst oder Schuldgefühle endlich zu überwinden.

Diätetische Grundlinien zur Kost IV:

Einfache Zubereitung. Nicht mehr als eine Art von Obst und eins bis zwei Arten Frischgemüse (Salate), eins bis zwei Gemüsegerichte auf einmal. Nur ganz ausnahmsweise vorsichtiges Gratinieren, mit Zwiebelschweiße zubereiten, etwas Mayonnaise verwenden. Verboten sind Reizstoffe wie Röst-, Back-, Bratspeisen, Schokolade, Kaffee, Tee, Zuckerwaren, Alkohol und Rauchen. Drei Mahlzeiten pro Tag. Kleine Zwischenmahlzeiten sollen nur als Ausnahme gegeben werden. Die Nahrungsmittel sollen so natürlich und schonend wie nur möglich zubereitet werden. *Obst und Frischgemüse* jeder Art und Zusammenstellung sollen, wo nötig, noch besonders fein gehackt werden. An Salaten sollen keine starke, scharfe Gewürze und Kräuter, sondern milde Frischkräuter verwendet werden. Die Qualität der Früchte und Gemüse ist ganz wichtig. Beste, möglichst Kompost-gedüngte, biologisch-dynamische Erzeugnisse verwenden. Gemüse und Früchte sollen nicht gekocht, sondern nur gedämpft werden, damit ihre Nahrungsstoffe nicht in Kochwasser ausgewaschen werden, das man wegwirft. Es soll sparsam gesalzen werden, mit Steinsalz bester Qualität oder Meersalz sicherer Herkunft. Gemüsebrühe statt Wasser verwenden. Kohlsorten sind gekocht schwerer verdaulich als roh. Im Übrigen sollen alle Früchte und Gemüse ohne Mehlsaucen und in dieser Kostform ohne Zwiebeln zubereitet werden.

Kartoffelgerichte:
„Nature", Schnee, Stock. Keine Röstgerichte.

Getreidespeisen:
Vollkornmehl, Knäckebrot, Pumpernickel, Diätzwieback, Grieß, Maizena, Mondamin, Sago und ähnliche Getreidemehle nur sparsam zum Binden verwenden. Mais, Hirse, Gerste, Hafer (Vollreis) als Suppe, Brei oder Grütze.
Teigwaren sollen wenn schon aus Vollgetreide und höchstens 1-mal pro Woche gereicht werden.

Ei: soll in dieser Schondiät nur ganz ausnahmsweise und in kleiner Menge verwendet werden.

Fett: Pflanzenöle mit mehrfach ungesättigten Fettsäuren (dürfen niemals erwärmt werden). An kalten Speisen sind sie zu bevorzugen (Leinöl, Sonnenblumenöl, Distelöl, Rapsöl, Sesamöl).
Nur bei Personen, die an Gewicht zunehmen müssen, darf ein wenig Vorzugsrahm verwendet werden. Frischbutter soll nur ganz sparsam Verwendung finden, nicht mehr als 5 g/Tag, nicht zum Kochen, sondern als Aufstrich. Back-, Röst- und Bratprozesse oder Frittieren müssen vermieden werden. Olivenöl enthält einfach ungesättigte Fettsäuren und darf deshalb leicht erwärmt werden, aber niemals über 170 Grad. An Salatsaucen soll es mit Leinöl kombiniert werden, um die wichtigen Ω-3 Ölsäuren beizufügen.

Milch und Milchprodukte und Getränke: Wie bei Kost III.

Aus ernährungswissenschaftlichen Gründen empfehlen wir den Verzicht auf Fleisch und Fisch. Die vielgepriesenen Fischöle sind durch das Erhitzen ohnehin zerstört und durch den wertvolleren Ω-3 Fettsäurengehalt des Leinöls zu ersetzen. Nach unserer Erfahrung verlieren sich Gelüste nach Fleisch ohnedies innert 2 – 3 Monaten und schlagen nicht selten in eine Abneigung um, nachdem das ganze Verdauungssystem auf natürliche und harmonische, reizstofffreie Kost umgestellt ist.

Kost V Schutz-Heilkost

Erweiterung der Schonheilkost IV. Gesunde, normale Dauerkost. Krankheitsverhütend. Sie entspricht der IV. Diätstufe unserer anderen Diätbücher.
Diese Kostform entspricht weitgehend der Kost IV, ist nur etwas gelockerter und erlaubt etwas mehr Abwechslung. Knäckebrot, Vollkornbrei, Getreideschrote und gekeimte Körner sind als Vollgetreidenahrung gestattet. Ab und

zu können als Festgerichte und zur Abwechslung etwas kompliziertere Speisen zubereitet werden. Dies soll nicht mehr als einmal wöchentlich, zum Beispiel am Sonntag erfolgen. Die Grundlinien der Kost sollen einfach bleiben. Die Mahlzeiten müssen stets mit Obst beginnen, zusammen mit dem Getränk. Danach soll während des Essens nicht mehr getrunken werden, um den Mageninhalt nicht zu verdünnen. Der Anteil an lebendiger Frischkost (Rohkost) muss 70 % bleiben und vor den warmen Speisen genossen werden. Alkohol, weißer Zucker, Weißmehlwaren, Kaffee und das Rauchen müssen auf Dauer vermieden werden. In dieser Weise bleibt das Verdauungssystem gesund und werden Rückfälle zuverlässig vermieden.

Die Dauerdiät bei Neigung zu Verstopfung

Bei chronischer Konstipation muss die Umstellung der Ernährung mutig und konsequent durchgeführt werden. Die Abführmittel müssen beiseite gelegt werden. Der träge Darm muss Gelegenheit und Zeit erhalten, sich umzuschulen. Er darf in seiner Trägheit nicht durch ständiges Nachhelfen mit chemischen oder pflanzlichen (Senna) Abführmitteln behandelt werden, da sich sonst seine Lähmung nur verstärkt. Der einfachste, rascheste Weg ist die Umstellung der Ernährung auf reine Rohkost während drei bis 6 Wochen. Oft geschieht schon nach der ersten Woche eine bedeutende Veränderung im Darmmilieu und beginnt die Peristaltik bereits besser zu arbeiten. Von großer Bedeutung ist die Einhaltung geregelter Tageszeiten, genügender Ruhe, abwechselnd mit viel Bewegung. Wandertraining, Anregung der Bauchmuskeln und des Darmes durch Gymnastik, wechselwarme Duschen, Trockenbürsten, kühles Abklatschen, beleben den Darm und helfen dadurch mit zur Heilung. Es kann helfen, den Bauch zu massieren, indem man ihn in Kreisen im Uhrzeigersinn reibt, am besten mit kalt-nasser Hand, wie es Sebastian Kneipp empfahl. Dies wirkt oft erstaunlich gut. Das Kuhnesche Reibesitzbad hinterlässt köstliche Frische und belebt den Darm und den Damm. Genügt nach jahrelanger Verstopfung eine erste Rohkostwoche noch nicht, so halte man getrost weitere zwei Wochen durch, bis der Darm sich regelmäßig 1 – 3-mal täglich leicht und ganz entleert. Das Ziel wird praktisch immer erreicht, wenn durchgehalten wird. Die einzige Nachhilfe darf mit 1 – 2 Esslöffeln Leinsamenmehl (Linusit) und Psylliumsamen, ½ Stunde warm eingeweicht, oder Leinsamentee, auch Dörrobst, Rhabarber roh oder gekocht, Weizenschrot oder Kleieprodukten erfolgen. Sobald die Verstopfung überwunden ist, gehe man mit Vorsicht von Rohkost auf eine hochwertige Normalkost (Dauerkost IV bis V) über. Weiterhin müssen Weißmehl, Weißbrot, Weißzucker, Schokolade, Kaffee und Alkohol streng vermieden werden.
Eins bis zwei Tage pro Woche sollte zur Sicherheit die Rohkostdiät noch beibehalten werden. Gutes Kauen, langsames Essen, frische Luft, Gymnastik, Gehtraining, nicht vergessen!

Folgeerscheinungen chronischer Verstopfung:
Enddarmerweiterung und Entzündung, Hämorrhoiden, Analfissuren, Krampf des Afterschließmuskels.
Sie erschweren die Heilung der Konstipation und bedürfen ärztlicher Untersuchung und Therapie.

Beispiel eines Rohkosttages:
(Dauerkost bei Verstopfung:
2 – 3 Wochen)

Morgens:
Birchermüesli aus gemischten Früchten mit Mandelmilch oder Naturjoghurt und Obst, Kräutertee und 1 Teelöffel Honig.
Gekeimter Weizen, Nüsse, Dörrobst

Mittags:
Verschiedenes Obst, drei verschiedene Salate, viel Grünblätter!
Dörrobst, Nüsse, gekeimte Körner, Buttermilch oder natürlicher Apfelsaft.

Abends:
Wie morgens, eventuell statt Müesli Weizen- oder Haferkleie oder dieses auf das Müesli geben.
Dörrobst, frisches Obst.

Bei Übergang zur Normalkost als Zusatz: Vollkornbrot mit maximal 5 g Butter, gedämpfte Gemüse, Kartoffeln und Vollgetreidespeisen.

Die Rezepte

Säfte

Säfte sind „Rohkost“ in mechanisch verfeinerter Form als zusätzliche spezielle Anreicherung und wenn grobe Bestandteile (Zellulose) verboten sind. Die unzerkleinerte Rohkost ist aber immer hochwertiger und kann auf die Dauer durch Säfte nicht ersetzt werden.

Für die Zubereitung von Säften werden die Rohgemüse gründlich gereinigt, mit einer Handpresse oder elektrischen Zentrifuge gepresst und sofort serviert. Jedes Stehenlassen bedeutet Werteverlust.

Wird eine kleine Handpresse verwendet, müssen Früchte und Gemüse zerkleinert werden. Äpfel, Birnen und alle Knollengemüse fein raffeln, Blattgemüse und Kräuter fein wiegen.

Fruchtsäfte

Ungemischte Fruchtsäfte:
Orangen, Mandarinen, Grapefruits, Äpfel, Birnen, Trauben, Erdbeeren, Heidelbeeren, Johannisbeeren, Cassis, Himbeeren, Pfirsiche, Aprikosen, Pflaumen, Mango, Kaki, Kiwi.

Gemischte Fruchtsäfte:
(Zitrusfrüchte nur, falls keine Überempfindlichkeit dagegen besteht)
z. B. Orangen, Mandarinen, Grapefruits, Kaki- oder Beerensaft mit Apfelsaft oder Beerensaft mit Pfirsich-, Aprikosen- oder Pflaumensaft oder geschlagene Bananen mit Orangen-, Beeren-, Pfirsich-, Mango- oder Aprikosensaft.

Beigaben je nach Wunsch oder Vorschrift: Zitronensaft, Honig, Ahornsirup, Fruchtkonzentrat, Rahm, Joghurt, Mandelmilch, Leinsamen-, Reis- oder Gerstenschleim.

Gemüsesäfte

Frisch verabreicht weisen sie einen hohen Mineral- und Vitamingehalt auf. Jeder Saft hat seinen speziellen Wert.

Ungemischte Gemüsesäfte:
Tomaten, Karotten, Randen (Rote Bete), Rettich, Kohl, Sellerie, sämtliche Blatt-, Knollen- und Wurzelgemüse. Im Frühling Blutreinigungskur mit Brennnessel-, Sauerampfer- und Löwenzahnsaft.

Gemischte Gemüsesäfte:
Karotten, Tomaten, Spinat zu gleichen Teilen (schmeckt vorzüglich)
Tomaten und Karotten
Tomaten und Spinat
Andere Mischungen (und Cocktails) können nach eigenem Geschmack kombiniert werden.

Abwechslungsweise Sauerampfer, Brennnessel, Schnittlauch, Petersilie, Zwiebeln, zarte Sellerieblätter oder Knollen und andere Kräuter mitpressen.

Beigaben pro Glas (1 ½ – 2 dl): 1 Essl. Rahm, Mandelpüree oder Buttermilch, etwas Zitronensaft, evtl. etwas Fruchtkonzentrat. Evtl. Leinsamen-, Reis- oder Gerstenschleim. Es können auch andere Blattgemüse oder Salate verwendet werden, z. B. Weißkraut, Endivien, Feld-, (Nüssli-)salat, Lattich, Löwenzahn.

Kartoffelsaft:
Gut gereinigte, evtl. geschälte Kartoffeln (keine unreifen, angegrünten oder gekeimten) zubereiten wie Karottensaft. Schmeckt nicht sehr gut, wirkt aber krampfstillend und vor allem bei Sodbrennen, Magen- und Zwölffingerdarmgeschwüren ist er hochwirksam.

Schleim als Zusatz zu Säften
Der Schleim wird den Rohsäften zu ⅓ beigemischt; er neutralisiert die Schärfe des Frucht- oder Gemüsegeschmacks. Das Tagesquantum kann einmal täglich zubereitet und in der Thermosflasche bis zum Gebrauch aufbewahrt werden.

Reis- oder Gerstenschleim:
1 gehäuften Teel. Reis- oder Gerstenvollkornmehl mit 2 dl kaltem Wasser anrühren und unter ständigem Rühren 5 Min. kochen. Erkalten lassen.

Leinsamenschleim:
1 Essl. Leinsamen waschen, in 2 dl Wasser 10 Min. kochen, absieben und erkalten lassen.

Weizengel (Dr. Kousa)*
50 g Trockengewicht auf 4–5 Portionen pro Tag verteilt.
Zubereitung: wie auf der Verpackung angegeben.

Gesundheits-Tees

Für Tees sollen möglichst die ganzen Blätter verwendet werden, da die ätherischen Öle bei feiner Zerstückelung (Sachetform) verloren gehen. Bitter- und Blähungstees ungesüßt trinken, anderen Tees kann man etwas Honig und/oder verdünnten Zitronensaft beifügen.

Bittertee
Wermut
Tausendgüldenkraut
Benediktenkraut
Zu gleichen Teilen mischen, anbrühen und 5 Min. ziehen lassen.
Bei Appetitlosigkeit ½ Std. vor den Mahlzeiten 2 – 3 Essl. davon trinken (leicht galletreibend), verdauungsfördernd.
Sensible Menschen nehmen nur Tausendgüldenkraut (Zubereitung wie Kamillentee).

Wermuttee
Anbrühen und 5 Min. ziehen lassen.
Starker Bittertee, stark galletreibend, magensaftfördernd.
Schluckweise tagsüber trinken.

Blähungstee
Kümmel
Fenchel
Anis
Zu gleichen Teilen mischen, anbrühen und 20 Min. ziehen lassen.
Bei Blähungen nach den Mahlzeiten 1 Tasse voll trinken.

Kamillentee
Nur anbrühen.
Bei Leibschmerzen zum Trinken.
Wirkt reinigend und beruhigend auf den Magen-Darm-Kanal.
Für Einläufe und Spülungen.

Pfefferminztee
Nur anbrühen.
Beruhigend, galletreibend, dünndarmanregend.

Verveinetee (Eisenkraut)
Nur anbrühen.
Beruhigend, entschleimend, galletreibend.
In Frankreich sehr beliebter Genusstee, nachmittags und abends.

Melissentee
Nur anbrühen.
Sehr beruhigend, auch vor dem Schlafen zu trinken.

---

* s. Seite 57

Orangenblütentee
2 – 3 Blüten 2 – 3 Min. kochen, etwas ziehen lassen und absieben. Mit Honig süßen.
Beruhigend. Vor dem Schlafen trinken.

Leinsamentee
1 Essl. Leinsamen in ½ l Wasser 7 – 10 Min. kochen und etwas ziehen lassen.
Entschleimend, leicht abführend, magenberuhigend.

Bärentraubenblättertee
1 ½ Essl. Bärentraubenblätter in 5 dl Wasser 5 Min. leise kochen, 10 Min. stehen lassen, absieben.
Bei Blasenentzündungen.

Lavendeltee
1 Teel. Lavendelblüten anbrühen, etwas stehen lassen.
Beruhigend, harmonisierend, entzündungshemmend, bei Schlaflosigkeit.

Hagebuttentee
2 – 3 Essl. Hagebuttenkörner und -schalen in 1 ½ l Wasser 12 Std. einweichen, dann ½ – ¾ Std. leise kochen, absieben. Den Rest der gekochten Hagebutten kann man am folgenden Tag nochmals mit den frischen Hagebutten aufkochen.
Leicht galletreibend und wassertreibend, erfrischend, anregend.

Schafgarbentee
(Zubereitung wie Kamillentee).
Magenanregend, krampflösend, entzündungsheilend, blutstillend.

Erdbeerblättertee
(Zubereitung wie Pfefferminztee).
Leicht stopfend.

Eibischwurzeltee
1 Esslöffel auf ¼ l Wasser, 5 Min. kochen, 10 Min. ziehen lassen, absieben. Magen-Darmreinigend und beruhigend.

Tormentilltee
(Zubereitung wie Eibischwurzeltee).
Darmreinigend, leicht stopfend.

Heidelbeertee
1 Esslöffel getrocknete Heidelbeeren, 12 Stunden einweichen und 5 Minuten kochen. Absieben. (Stopfend, beruhigend).

Müesli
Alle Rezepte sind für 1 Person berechnet.

Das Apfelmüesli
Das Original-Apfelmüesli, wie es Dr. Bircher seinerzeit erfunden und tausendfach erfolgreich an seinen Patienten angewendet hat, ist auch nach unserer langjährigen Erfahrung die beste Diätspeise geblieben.

Am besten eignen sich für das Müesli die sauren, weißfleischigen, saftigen Äpfel, z. B. Klaräpfel, Gravensteiner, Sauergrauech, Menznauer Jäger, Jonathan, Ontario, Rubinette, Glockenäpfel, Braeburn, Champagner-Reinetten, Cox-Orange.

Bei der Verwendung von trockeneren und faden Apfelsorten kann das Aroma angereichert werden mit etwas frisch abgeriebener Schale von ungespritzten Orangen oder Zitronen oder auch mit Orangensaft oder mit etwas Hagebuttenmus oder frisch geriebenem Ingwer.

Bei allen Sorten dürfen Zucker, Honig, Nüsse und Mandeln nur verwendet werden, wenn der Arzt es gestattet, niemals im akuten Stadium einer Magendarmkrankheit!

Apfelmüesli mit Joghurt oder Sauer- oder Buttermilch
1 Essl. Haferflocken
3 Essl. Wasser
2 Essl. Bifidus-Joghurt oder Bifidus-Sauer- oder Buttermilch
1 Teel. Honig

200 g Äpfel
1 Essl. Haselnüsse oder Mandeln, gerieben

Die Haferflocken 12 Stunden (fürs Frühstück über Nacht) einweichen. Haferflocken mit Joghurt oder Sauermilch und Honig zu glatter Sauce rühren. Die gewaschenen, von Stiel und Fliege befreiten Äpfel auf der Bircherraffel direkt in die Sauce reiben und öfters umrühren, damit das Müesli appetitlich weiß bleibt. Die Nüsse darüber streuen und sofort servieren. Nie stehen lassen.

Varianten: Statt Haferflocken können Weizen-, Reis-, Gerste-, Roggen-, Hirse-, Buchweizen- oder Sojaflocken verwendet werden, evtl. auch mit Hefeflocken gemischt (Anreicherung mit Vitamin B).

Andere Variante: 1 Teel. eingeweichte Haferflocken mischen mit 1 Teel. Getreidekörner (24 Std. in Wasser einweichen, dann auf ein Sieb leeren, kalt abspülen, ganz, geschrotet oder gemixt).

Apfelmüesli mit Mandel- oder Sesampüree
(wenn bei Allergien tierisches Eiweiß verboten ist)
1 Essl. Haferflocken
3 Essl. Wasser
½ Essl. Zitronensaft
1 Essl. Mandel- oder Sesampüree
1 Essl. Honig
3 Essl. Wasser
200 g Äpfel
1 Essl. Haselnüsse oder Mandeln, gerieben

Haferflocken 12 Stunden einweichen. Zitronensaft, Püree, Honig und Wasser mit dem Schwingbesen zu einer sämigen Sauce rühren, Haferflocken beifügen und Äpfel (wie im Grundrezept beschrieben) daruntermischen. Nüsse darüberstreuen, sofort servieren.

Apfelmüesli mit Rahm
(speziell angereichertes Rezept bei erwünschter Gewichtszunahme)
1 Essl. (8 g) feine Haferflocken
3 Essl. Wasser
½ Essl. Zitronensaft
3 – 4 Essl. Rahm
1 Essl. Honig
200 g Äpfel
1 Essl. Haselnüsse oder Mandeln, gerieben

Zubereitung wie Grundrezept.

Müesli mit Beeren oder Steinobst
(besonders reich an Vitamin C)
Zubereitung einer Mandel- oder Sesampüree-Sauce oder Joghurt-Sauce.
Zuletzt beifügen:
150 – 200 g Erdbeeren oder Himbeeren, Heidelbeeren, Johannisbeeren, Cassis oder Brombeeren, mit der Gabel leicht zerdrückt
oder
150 – 200 g Zwetschgen, Pfirsiche oder Aprikosen, entsteint und durch die Hackmaschine getrieben oder mit dem Messer fein geschnitten.

Müesli mit verschiedenen Früchten
folgende Kombinationen schmecken besonders gut:

Erdbeeren und Himbeeren
Erdbeeren, Himbeeren und Johannisbeeren
Erdbeeren und Äpfel
Brombeeren und Äpfel
Äpfel mit feingeschnittenen Orangen- und Mandarinenschnitzen
Äpfel und Bananen
Äpfel und Pfirsiche
Sauce: Mandelpüree- oder Sesampüree-Sauce oder Joghurt-Sauce.
Nur frische Früchte, keinesfalls Früchte aus der Dose (Fruchtsalat etc.!) verwenden.

Müesli mit getrockneten Früchten
Stehen einmal keine frischen Früchte zur Verfügung, kann man das Müesli auch mit Dörrobst (Äpfel, Aprikosen, Zwetschgen, Birnen) zubereiten. 100 g getrocknete Früchte werden gewaschen, 12 Std. in kaltem Wasser eingeweicht und durch die Hackmaschine getrieben. Mit Mandelpüree- oder Sesampüree-Sauce oder Joghurtsauce vermengen. Bei Dörrobst soll man unbedingt auf gute Qualität ohne Konservierungs- und Bleichmittel achten, sonst könnten Magen- und Darmstörungen auftreten.

Müesli mit Kondensmilch
Sollten einmal weder Mandel- oder Sesampüree noch Frischjoghurt vorrätig sein, so kann das Müesli auch mit Kondensmilch nach dem Originalrezept zubereitet werden. Nachteil: Die Kondensmilch ist meist gezuckert.

Gekeimte Getreidekörner
Besonders hoher Gehalt an Vitamin E- und B-Gruppe. Wirken allgemein kräftigend.
1. Tag, abends: Körner im Sieb unter dem fließenden Wasser waschen, in ein Schüsselchen geben. Mit Wasser überdecken. Zimmertemperatur, Ofennähe.
2. Tag, morgens: Abspülen und auf flachem Teller trocken ausbreiten. Zimmertemperatur, Ofennähe.
abends: In das Schüsselchen geben und mit Wasser überdecken. Zimmertemperatur, Ofennähe.
3. Tag, morgens: Abspülen und auf dem Teller trocken ausbreiten.
abends: In das Schüsselchen geben und mit Wasser überdecken. Zimmertemperatur, Ofennähe.
Am 4. Tag sollten die Körner 1 – 2 cm lange Keime entwickelt haben und sind so genussbereit.

Einfacher ist die Zubereitung gekeimter Getreidekörner in den praktischen Keimapparaten, die in verschiedenen Größen erhältlich sind.

Gekeimte Getreidekörner eignen sich zur Zubereitung von Müesli, aber auch als Zulage zu Salaten und Rohgemüse.

Linomel-Müesli nach Dr. Johanna Budwig
1 Teel. Honig
2 Essl. Milch, leicht temperiert
1 – 2 Essl. Leinöl
50 – 100 g Magermilchquark
2 – 3 Essl. Linomel (Leinsaat-Honig-Granulat, im Reformhaus erhältlich)
150 – 200 g frische Früchte je nach Saison
1 Essl. Sonnenblumenkerne oder geriebene Mandeln oder Haselnüsse

In ein Schüsselchen 2 – 3 Essl. Linomel geben, darüber die zerkleinerten Früchte, evtl. bereichert mit aufgeweichten Rosinen, Sultaninen oder Weinbeeren.
Honig, Milch und Leinöl mit dem Mixer oder Schwingbesen mischen, portionenweise den Quark beifügen und alles zu einer sämigen, glatten Creme rühren.
Diese Sauce über die Früchte geben und die Sonnenblumenkerne oder geriebene Nüsse darüberstreuen.

Rohgemüse und Salate

Bei der Zubereitung von Rohgemüsen und Salaten beachte man drei Punkte:

1. Frischheit und Qualität
Für die Diät für Magen- und Darmkranke (wie übrigens auch für alle anderen Diäten und eine vollwertige Alltagsernährung) sollen nur sonnengereifte, biologisch gezüchtete Gemüse und Salate verwendet werden. Sie sind nicht nur gesundheitlich, sondern auch geschmacklich am besten. Heute ist das Angebot aus biologisch geführten Betrieben mit Qualitätsgarantie sehr groß; auch in Supermärkten wird Biogemüse angebo-

ten. Natürlich ist es besonders schön, Gemüse und Salate aus dem eigenen Garten zu gewinnen. Kräuter und Tomaten lassen sich auch auf dem Balkon ziehen. Man wähle junge, zarte Blattsalate und Wurzelgemüse, nicht gebleicht, ohne welke Blätter oder angefaulte Strünke. Für eine Heildiät ist es besonders wichtig, nur ganz frische und qualitativ erstklassige Pflanzen zu verwenden.
Rohgemüse werden direkt vor dem Essen zubereitet und immer sofort mit der Sauce vermischt. Beim Stehenlassen an der Luft nimmt der Vitamingehalt der zerkleinerten Gemüse und Salate deutlich ab.

2. Gute Reinigung
Biologisch und ohne Jauchedüngung angebaute Gemüse enthalten keine Wurmeier. Trotzdem müssen alle frischen Pflanzen gründlich und sorgfältig gereinigt werden. Dabei ist zu bedenken, dass wasserlösliche Substanzen wie Vitamin C, Vitamine der B-Gruppe und Mineralstoffe im Wasser ausgelaugt werden.

3. Harmonische Zusammenstellung
Jeder Salatteller soll wenn möglich aus dem Dreiklang Wurzel – Frucht – Blatt bestehen. Besonders grüner Blattsalat gehört in der Heildiät immer dazu.
Bei den Saucen ist Abwechslung für die verschiedenen Zutaten der Rohkost erwünscht.
Ein farblich schön zusammengestellter Salatteller erfreut nebst dem Gaumen auch das Auge und regt den Appetit an. Kleine Garnituren aus Kräutern, Radieschen, jungen Karotten oder Oliven machen das Rohgemüsegericht noch farbenfroher und festlicher. Die Dreizahl sollte jedoch im Alltag pro Mahlzeit nicht überschritten werden; ein übertriebenes Vielerlei kann die Verdauung stören.

Reinigung der Blattgemüse
Bei Kopfsalat, Endivien, Lattich, Eisberg und ähnlichen Grünblattsalaten, bei Weißkraut, Kohl und Rotkraut usw. die Blätter auseinandernehmen und einzeln unter dem laufenden Wasser sorgfältig reinigen. Mehrere Male nachspülen und gut ausschwingen.
Kleinblättrige Salate wie Feld-(Nüssli-) und Schnittsalat, Spinat, Löwenzahn, Kresse, Rucola, Cicorino und Rosenkohl mehrmals in kleinen Portionen durchspülen, Würzelchen und zähe Stiele entfernen.
Chicorée und Cicorino halbieren, äußere Blätter entfernen und gut durchspülen.

Reinigung der Wurzelgemüse
Sellerie, Karotten, Rettich, Radieschen, Randen, Kohlrabi, Schwarzwurzeln. Mit einer Bürste unter dem laufenden Wasser reinigen, schälen und sofort in die fertige Sauce raffeln oder hobeln und gut mischen, damit die Gemüse ihre frische Farbe nicht verlieren.

Reinigung der Gemüsefrüchte
Tomaten waschen und in Schnitze oder Scheiben schneiden. Gurken schälen und kleinschneiden oder hobeln. Biologisch gezogene junge Gurken brauchen nicht geschält zu werden.
Für Salate nur junge, zarte Zucchetti verwenden, gut waschen, nicht schälen, in Ringe oder Stäbchen schneiden.
Grüne und gelbe Peperoni (Paprikaschoten) sind weniger scharf als die roten. Waschen, halbieren, Kerne entfernen und kleinschneiden. Leider stammen heute Peperoni fast ausschließlich aus Hors-sol-Anbau.
Blumenkohl und Broccoli in größere Stücke zerlegen, rüsten und gründlich unter laufendem Wasser reinigen.
Stangensellerie waschen, schälen, zähe Teile wegschneiden.
Lauch und Fenchel halbieren, rüsten und unter der Brause waschen.

Salatsaucen

Verwenden Sie die verschiedenen Saucen je nach ärztlicher Vorschrift.

Ölsauce
1 Essl. Öl (Raps-, Sonnenblumen- oder Olivenöl aus erster Kaltpressung, Distelöl, Baumnussöl)
1 Teel. Zitronensaft oder biol. Obstessig
evtl. Knoblauch, gepresst
1 Teel. frische oder 1 Messerspitze getrocknete Kräuter

Alle Zutaten vermischen und die Sauce sämig schwingen. Sehr schmackhaft wird die Sauce durch einen Spritzer Sojasauce oder Kelpamare.
Diese klassische Salatsauce passt zu allen Blattsalaten (Kopfsalat, Lattich, Kresse usw.) und Fruchtsalaten (Tomaten, Gurken usw.)

Quarksauce
1 Essl. Magerquark
3 Essl. Buttermilch
½ Teel. Zitronensaft
frische, feingehackte Kräuter

Alle Zutaten mit dem Schwingbesen gut vermischen.
Passt besonders gut zu Wurzelgemüsen (Karotten, Sellerie, Rettich usw.)

Joghurtsauce
(für die fettarme Diät)
2 – 3 Essl. Joghurt
einige Tropfen Zitronensaft
evtl. etwas Zwiebeln, gerieben
evtl. Knoblauch, durchgepresst
1 Teel. frische oder 1 Messerspitze getrocknete Kräuter

Alle Zutaten mit dem Schwingbesen gut vermischen.
Eine erfrischende Sauce zu Kresse oder Spinat, zu Fruchtsalaten (Tomaten, Gurken) und zu Wurzelgemüsen (Kohlrabi, Rettich, Radieschen).

Rahmsauce
2 Essl. Sauerrahm
1 Teel. Magerquark
1 Teel. Zitronensaft
ganz wenig Pfeffer
1 Teel. frische oder 1 Messerspitze getrocknete Kräuter

Mit dem Schwingbesen alle Zutaten gut vermischen.
Passt zu fast allen Wurzel- und Fruchtsalaten. Zur Abwechslung kann man den Zitronensaft durch Orangensaft ersetzen, gibt der Rohkost eine neue Note. Zu Sellerie-, Randen- (Rote Bete) oder Chicoréesalat kann man dieser Sauce etwas frisch geriebenen Meerrettich beifügen, schmeckt sehr anregend.

Mandelpüree- oder Sesampüree-Sauce
(Diät ohne tierisches Eiweiß)
1 Essl. Mandel- oder Sesampüree
3 Essl. Wasser
1 Teel. Zitronensaft
evtl. Knoblauch, durchgepresst
1 Teel. frische oder 1 Messerspitze getrocknete Kräuter

Sesam- oder Mandelpüree mit dem Wasser langsam glattrühren und dann die übrigen Zutaten dazugeben.
Diese sehr schmackhafte Sauce passt ausgezeichnet zu Wurzelgemüsen.

Mayonnaise klassisches Rezept
für 4 Personen:
1 Eigelb
1 Essl. Zitronensaft
2 dl Öl
Zwiebel, Kräuter, wenig Kelpamare

Das Eigelb mit einigen Tropfen Zitronensaft gut zerquirlen. Unter gleichmäßigem Rühren mit dem Schwingbesen das Öl tropfenweise beifügen. Wird die Mayonnaise zu dick, mit etwas Zitronensaft verdünnen. Zuletzt nach Belieben würzen.

Für 1 Portion:
1 Essl. Mayonnaise
1 Teel. Zitronensaft
1 Teel. frische oder
1 Messerspitze getrocknete Kräuter

Alles gut vermischen.

Mayonnaise aus Soja-Vollkornmehl statt Ei
(Rezept bei veganer Ernährung und Verbot von tierischem Eiweiß)
(ergibt 6 – 8 Portionen)
2 Essl. Soja-Vollkornmehl
6 Essl. Wasser
2 dl Öl

Soja-Vollkornmehl und Wasser zu einer glatten Masse verrühren, Öl langsam unter ständigem Rühren mit dem Schwingbesen beifügen.
Die Mayonnaise kann im Kühlschrank ein paar Tage aufbewahrt werden.

Für 1 Portion braucht man:
1 Essl. Mayonnaise
1 Teel. Zitronensaft
evtl. etwas Senf
1 Teel. frische oder 1 Messerspitze getrocknete Kräuter

Alle Zutaten gut vermischen.
Mayonnaise ist eine beliebte Sauce zu vielen Fruchtsalaten und Wurzelgemüsen.

Rohgemüse, gemischt
Chicorée mit Tomatenwürfelchen – Ölsauce oder Mayonnaise
Peperoni und Fenchel – Ölsauce
Fenchel, Chicorée und Tomatenwürfelchen – Mayonnaise
Fenchel und Karotten – Rahmsauce
Blumenkohl und Karotten – Rahmsauce
Tomaten und Peperoni – Ölsauce oder Mayonnaise

Tomaten roh, gefüllt
mit Gurken – Ölsauce oder Mayonnaise
mit Sellerie – Rahmsauce
mit Blumenkohl – Rahmsauce

Sauerkrautsalat
Sauerkraut ist ein besonders wertvolles Rohgemüse, vor allem im Winter. Es ist roh leichter verdaulich als gekocht und wirkt galletreibend und desinfizierend. Verwenden Sie nach Möglichkeit das salzarme Bio-Sauerkraut. Eine Beigabe von klein geschnittenem rohem Sauerkraut kann Geschmack und Bekömmlichkeit von gedämpftem Sauerkraut wesentlich verbessern. Für einen Salat wird Sauerkraut gelockert und klein geschnitten, mit einigen Kümmelkörnern oder gemahlenem Kümmel, 3 – 4 zerkleinerten Wacholderbeeren, gehackter Zwiebel und einem in kleine Streifen geschnittenen Apfel oder kleingewürfelter frischer Ananas vermischt. Als Sauce wählt man Ölsauce. Dazu passen besonders gut Ackersalat (Rapünzchen) und ein rohes Wurzelgemüse.

Gemixte – pürierte Rohgemüse
Schreibt der Arzt „pürierte Kost“ vor, so können gewisse Rohgemüse im Mixer zusammen mit der Sauce gemixt werden. Dies als Übergang von saftförmiger zu normaler Rohgemüsenahrung.

Beispiele:
1 Tomate 70 g, 1 Handvoll Spinat 30 g, 1 kleine Karotte 70 g, eine Messerspitze Majoran, mit Ölsauce
1 Tomate 70 g, 1 Handvoll Kopfsalat 20 g, 1 kleines Stück Sellerie 20 g, mit Rahmsauce (als Gewürz Liebstöckel)
Randen (Rote Bete) 30 g, Zucchetti 40 g, Kopfsalat 20 g, mit Rahmsauce (als Gewürz Dill)
Sellerie 40 g, Karotten 40 g, Spinat 20 g, Mandelpüreesauce (als Gewürz Rosmarin).

Vorschläge für passende Saucen zu Salaten und Rohgemüse

Kopfsalat	nicht zerkleinern	Ölsauce	Schnittlauch, Zwiebel
Schnittsalat	nicht zerkleinern	Ölsauce	Schnittlauch, Zwiebel
Endivien	1 cm breite Streifen schneiden	Ölsauce	Zwiebel, Petersilie
Feldsalat	nicht zerkleinern	Ölsauce	Zwiebel, Petersilie
Kresse	nicht zerkleinern	Joghurtsauce	Schnittlauch
Spinat	½ breite Streifen schneiden	Joghurtsauce	Pfefferminze
Kohlsalate: Weißkraut, Sauerkraut, Rosenkohl, Wirsing	hobeln, in feine Streifen schneiden	Ölsauce oder Nussdressing	Liebstöckel, Thymian, Bohnenkraut, Kümmel
Tomaten	in Scheiben oder Würfel schneiden	Ölsauce oder Joghurtsauce	Basilikum, Thymian, Oregano
Gurken	hobeln	Ölsauce	Dill
Fenchel	mit Messer fein schneiden	Rahmsauce oder Ölsauce	Dill, Schnittlauch, Petersilie
Peperoni	in feine Streifchen schneiden	Ölsauce oder Mayonnaise	Schnittlauch
Rettich	hobeln oder raffeln	Quarksauce	Schnittlauch, Petersilie
Radieschen	hobeln oder fein schneiden	Joghurtsauce	Schnittlauch, Petersilie
Stangensellerie	fein schneiden	Ölsauce oder Mandelpüreesauce	Schnittlauch, Thymian
Zucchetti	auf grober Raffel raffeln oder in Scheiben schneiden	Ölsauce oder Mandelpüreesauce	Dill, Borretsch, Basilikum
Rübchen	fein raffeln	Joghurt- oder Orangensauce	Schnittlauch, Liebstöckel
Sellerie	fein raffeln	Nussdressing	Ingwer
Randen	fein raffeln	Rahmsauce	Meerrettich
Blumenkohl, Broccoli	Röschen kurz abschneiden, Storzen raffeln	Knoblauchsauce	Schnittlauch
Chicorée	1 cm breite Streifen schneiden	Rahmsauce	Estragon, Petersilie
Topinambur	raffeln	Mayonnaise	Majoran, Thymian
Kohlrabi	hobeln oder raffeln	Joghurtsauce oder Nussdressing	Thymian, Liebstöckel
Rotkraut	hobeln oder fein schneiden	Mandelpüreesauce	etwas geraffelter Apfel, Kümmel, Liebstöckel

Schnittlauch, Petersilie und Zwiebeln können nach Geschmack und mit Maß jedem Rohgemüse zugefügt werden.

Milcharten

Mandelmilch
vegetabile Eiweiß-Öl-Nahrung, reich an wertvollen ungesättigten Pflanzenölen, einschleimend, lindernd

1 Essl. Mandelpüree
1 ½ Teel. Honig
1 ½ dl Wasser und ½ dl Obstsaft (bewirkt eine leichte Eindickung)

Mandelpüree und Honig mit dem Schneebesen verrühren und das Wasser tropfenweise zugeben. Zum Schluss den Obstsaft beifügen.

Mandelmilch aus frischen Mandeln
besonders leicht verdaulich

1 ½ Essl. Mandeln, geschält (keine bitteren!)
1 Teel. Honig
1 ½ dl Wasser

Mandeln, Honig und Wasser im Mixer mischen, evtl. zusätzlich passieren.

Pinienkernmilch
sehr reich an leicht verdaulichen, den Stoffwechsel schonenden vegetabilen Ölen und Eiweiß

1 ½ Essl. Pinienkerne, gewaschen
1 Teel. Honig
1 ½ dl Wasser

Zubereiten wie Mandelmilch.

Sesammilch
2 dl Wasser (kalt oder warm)
1 gestr. Essl. Sesampüree
1 Teel. Zitronensaft
1 Teel. Honig

Sesampüree und Honig mit dem Schneebesen verrühren und das Wasser tropfenweise zugeben. Zum Schluss den Zitronensaft beifügen.

Sesamrahm
Wie Sesammilch, aber mit weniger Wasserzusatz. Als Rahmersatz bei gekochten Gerichten und bei Desserts.

Sesamfrappé
Wie Sesammilch oder Sesamrahm mit Beigabe von Obstsaft, Süßmost, Obstkonzentraten.

Sojamilch
1 Tasse Sojabohnen
7 Tassen Wasser
1 Essl. Fruchtzucker
Wasser

Sojabohnen waschen und trocknen, in einer Mandelmühle mahlen. 2 Std. einweichen, dann 20 Min. im Einweichwasser unter ständigem Rühren kochen und passieren. Wasser beifügen bis zur Konsistenz der Kuhmilch. Fruchtzucker zugeben und erkalten lassen. Im Reformhaus ist Sojamilch im Tetrapack erhältlich.

Butter, Pflanzenfette und Öle – Schonendes Kochen und Dämpfen

In der Bircherküche verwenden wir für die Rohkost ausschließlich kaltgepresste Öle sowie Mandel- und andere Nusspürees, für die Zubereitung gekochter Nahrung auch sparsam frische Butter und Olivenöl. Pflanzenöle sollen grundsätzlich nicht erhitzt werden, da sich dadurch die ungesättigten Fettsäuren in gefährliche Radikale umwandeln können.

Frische Butter
zum Verfeinern der Gerichte.

Pflanzenmargarine, Speisefette oder Olivenöl und Butter
Margarine entsteht durch Härtung von Pflanzenölen an Katalysatoren. Diese geben Spuren von Aluminium und Nickel ab. Wird Palmfett verwendet, so entstehen krebserregende Glycidol-Fettsäureester.

Epidemiologische Studien bestätigen, dass ein hoher Margarinekonsum Krebs begünstigt, im Gegensatz zu Olivenöl. Zudem enthalten Margarinen Trans-Fettsäureester, die den Cholesterinstoffwechsel ungünstig beeinflussen. Wo möglich, soll fettarm gekocht und zur Anreicherung etwas Olivenöl verwendet werden (nie über 140 °C erhitzen) und Butter sparsam verwendet werden.

Nussmus und Mandelpüree
besitzen einen sehr feinen nussähnlichen Geschmack. Vielseitig auch als Schonkost verwendbar oder anstelle von frischer Butter oder Pflanzenmargarine zu Gemüsen, Kartoffeln, Reis, Teigwaren.

Sonnenblumenöl kaltgepresst, Maiskeimöl, Distelöl, Leinöl, Olivenöl kaltgepresst
biologisch schonend behandelt, reich an ungesättigten Fettsäuren, sind sie für die meisten Menschen leichter verdaulich als erhitzte Butter. Die Pflanzenöle sollen aber, wie erwähnt, nicht erhitzt werden, da sich dabei gefährliche Radikale erzeugen können. Leinöl hat einen sehr ausgeprägten Geschmack und eignet sich, mit etwas Zitronensaft vermischt, nur für gewisse Rohgemüse und für das Linomel-Müesli (s. Rezept Seite 70). Hingegen ist es als Kur besonders zu empfehlen: 2 × 2 Essl. pro Tag; Öl nie offen stehen lassen, sondern gut verschlossen im Kühlschrank aufbewahren. Ein Zusatz von Zitronensaft schützt vor Oxydation.

Schonendes Kochen und Dämpfen
Heute wird kaum eine Hausfrau oder Berufstätige auf den Dampfkochtopf verzichten wollen. Zeitsparend und erst noch gesünder – wer möchte sich diese Vorteile entgehen lassen!
Vor allem bei den Suppen lohnt sich der Einsatz des Dampfkochtopfs bei praktisch allen Rezepten. Die Kochzeit beträgt nur ⅓ bis ¼ der normalen Kochzeiten. Auch bei vielen Gemüse- und Kartoffelrezepten kann man im Dampfkochtopf schonend dämpfen und erhält in viel kürzerer Zeit Gerichte, deren Farbe, Aroma, Vitamine und Nährstoffe erhalten bleiben. Übrigens kann man bei Gemüse (nicht bei Kartoffeln) die Kochzeiten auch beim konventionellen Dämpfen nach Wunsch verkürzen, wenn man die Gemüse knackiger, „mit Biss“ liebt.
Bei Getreidespeisen ist der Einsatz des Dampftopfes bei Sorten mit langen Kochzeiten (z. B. grobem Mais) empfehlenswert, nicht aber bei Teigwaren.

Suppen

Die Rezepte sind für 1 Person berechnet

In den folgenden Suppen- und Gemüserezepten wird sehr viel Gemüsebrühe verwendet. In einem kleinen Haushalt lohnt es sich jedoch nicht, täglich frische Gemüsebrühe zuzubereiten. Stattdessen kann man gewöhnliches Wasser und zum Würzen vegetabile Gemüsebouillonwürfel (auch salzfrei) oder -pasten verwenden. Rahm verfeinert Suppen und Gemüse, man kann aber meist auch Milch verwenden.
Wenn eine Weizenallergie besteht, soll das in den Rezepten angegebene Vollkornmehl durch Reis-, Hirse- oder Hafermehl ersetzt werden.

Gemüsebrühe
als einzige Ausnahme ist dieses Rezept für 4 Personen berechnet

1 Essl. Olivenöl
1 Zwiebel
2 Karotten
1 kleiner Sellerie (150 g)
Kohl, Mangoldblätter
1 Lauchstengel
3 – 4 l Wasser
½ Lorbeerblatt
1 Prise Meersalz
Liebstöckel, Basilikum oder andere vorzugsweise frische oder getrocknete Kräuter

Zwiebel mit der braunen Schale halbieren und Schnittfläche im heißen Olivenöl goldgelb rösten. Die kleingeschnittenen Gemüse beifügen und mindestens ¼ Std. zugedeckt auf kleiner Flamme dämpfen. Mit dem Wasser ablöschen und 2 Stunden auf kleiner Flamme kochen. Nach Belieben würzen.

Gemüsebouillon
3 dl Gemüsebrühe
evtl. wenig Kelpamare
10 g Nussmus oder Olivenöl
Petersilie, Schnittlauch, frischgehackte Kräuter

Die nach obigem Rezept zubereitete Gemüsebrühe über Nussmus oder Olivenöl und Kräuter anrichten. Evtl. mit Kelpamare nachwürzen.

Grießklößchen
10 g Butter
1 ½ Essl. feiner Grieß
½ – 1 Ei
1 Prise Salz
Majoran, Muskat
6 dl Gemüsebrühe

Die Butter schaumig rühren. Grieß und Ei mit der Butter gut vermengen, Salz und Gewürze beifügen und ½ Stunde ruhen lassen. Mit einem Kaffeelöffelchen Klößchen formen, diese in die kochende Gemüsebouillon geben und 15 bis 20 Minuten leicht ziehen lassen.

Reissuppe, klare
½ Essl. Olivenöl
etwas gehackte Zwiebel
1 kleine Karotte
etwas Sellerie und Lauch
1 Essl. Reis
1 Prise Salz
6 dl Gemüsebrühe
Schnittlauch

Zwiebel, feingeschnittene Gemüse und Reis zusammen dämpfen. Heiße Gemüsebrühe zufügen und 15 – 20 Minuten kochen. Über feingeschnittenen Schnittlauch und Olivenöl anrichten.

Reissuppe, gebundene
½ Essl. Olivenöl
etwas Sellerie
1 kleine Karotte
etwas Lauch
1 Essl. Reis
½ Essl. Vollkornmehl
6 dl Gemüsebrühe oder Wasser
Liebstöckel, Petersilie, Basilikum, Majoran
evtl. wenig Sojasauce
½ Essl. Rahm oder Sesam-Rahm (Rezept Seite 75)
Schnittlauch

Die feingeschnittenen Gemüse im Olivenöl dünsten. Das Vollkornmehl darüberstreuen, mit der Gemüsebrühe ablöschen und 30 Minuten kochen. Würzen mit Sojasauce und den Kräutern. Rahm und feingeschnittenen Schnittlauch in die Suppenschüssel geben, die Suppe darüber anrichten.

Kräutersuppe
1 Essl. Vollkornmehl
1 dl Milch oder Wasser
5 dl Gemüsesbrühe
½ Essl. Rahm
evtl. 5 g Butter oder Olivenöl oder Nussmus oder
1 Eigelb
Liebstöckel, Basilikum, Estragon, Majoran, Schnittlauch, evtl. Muskat oder Kümmel

Vollkornmehl mit etwas kalter Milch oder kaltem Wasser anrühren und in die kochende Gemüsebrühe einrühren.
15 Minuten kochen.
Mit den Kräutern würzen. Rahm und evtl. Olivenöl oder Nussmus oder das Eigelb in die Suppenschüssel geben, Suppe darüber anrichten und zerquirlen.

Hafercremesuppe
½ Essl. Olivenöl
2 Essl. feine oder grobe Haferflocken
6 dl Gemüsebrühe
etwas Sellerie
½ Essl. Rahm oder Sesamrahm
(Rezept Seite 75)
evtl. wenig Miso, Schnittlauch, evtl. Muskat oder Kümmel

Haferflocken mit oder ohne Olivenöl kurz andämpfen, Gemüsebrühe und Sellerie beifügen. Feine Haferflocken 10 Minuten, grobe mindestens 20 Minuten leise köcheln lassen. Nach Belieben würzen. Rahm oder Sesamrahm und Schnittlauch in die Suppenschüssel geben und die passierte Suppe darüber anrichten.

Hafergrützsuppe
½ Essl. Olivenöl
2 Essl. Hafergrütze
etwas Zwiebel, gehackt
7 dl Wasser oder Gemüsebrühe
1 dl Milch
etwas Sellerie, in feine Würfelchen geschnitten
1 Prise Meersalz oder wenig Miso
evtl. 1 Essl. Rahm
Schnittlauch, Petersilie, Majoran oder Borretsch

Zwiebel und Grütze mit oder ohne Olivenöl dünsten. Gemüsebrühe und Milch sowie Sellerie beifügen und 45 – 60 Minuten kochen. Nach Belieben mit Meersalz oder Miso würzen. Rahm und Kräuter in die Suppenschüssel geben und die fertige Suppe darüber anrichten.

Grießsuppe
1 Essl. Grieß
5 dl Gemüsebrühe
½ Essl. Rahm oder Sesamrahm
(Rezept Seite 75)
1 Eigelb oder
5 g frische Butter oder Olivenöl
oder Nussmus
1 Prise Meersalz oder wenig Kelpamare
Kümmel, evtl. Muskat
Liebstöckel, Basilikum. Majoran, Petersilie, Schnittlauch

Grieß in die kochende Gemüsebrühe einrühren, Kelpamare und Kümmel beifügen, ½ Std. köcheln. Mit Kräutern beliebig würzen. Rahm und Eigelb oder Olivenöl oder Nussmus in die Suppenschüssel geben und die fertige Suppe darüber anrichten.

Tomatensuppe
½ Essl. Olivenöl
etwas Zwiebel, Sellerie und Lauch
1 kleine Karotte
1 Knoblauchzehe
1 Tomate
1 Essl. Vollkornmehl
6 dl Gemüsebrühe
1 Prise Meersalz
evtl. etwas Tomatenpüree
1 Prise Fruchtzucker oder Succanat
Rosmarin, Oregano
5 g Butter oder Olivenöl oder Nussmus
½ Essl. Rahm oder Sesamrahm
(Rezept Seite 75)
Schnittlauch

Kleingeschnittene Gemüse mit oder ohne Olivenöl dämpfen, zuletzt die Tomate beifügen. Vollkornmehl darüberstreuen und mit Gemüsebrühe ablöschen. ½ Stunde köcheln, dann passieren. Gewürze und evtl. etwas Tomatenpüree beifügen. Olivenöl (oder Nussmus) und Rahm in die Suppenschüssel geben und die fertige Suppe darüber anrichten. Mit kleingeschnittenem Schnittlauch bestreuen. Nach Wunsch 1 Essl. Reis als Einlage in die Suppe geben oder fettlos geröstete Brotwürfelchen darüberstreuen.

Sommerliche Tomatensuppe
4 reife Sommertomaten
1 Prise Fruchtzucker oder Succanat
1 Prise Meersalz
1 Essl. Rahm

Die Tomaten in Stücke schneiden, kurz aufkochen, würzen und passieren. Rahm dazugeben und die Suppe lauwarm oder kalt servieren.

Verschiedene Gemüsesuppen (Karotten, Spinat, Broccoli, Blumenkohl)
½ Essl. Olivenöl
etwas gehackte Zwiebel
1 ½ Essl. Vollkornmehl
1 Prise Meersalz
5 dl Gemüsebrühe
1 dl Milch
1 Essl. Rahm oder Sesamrahm (Rezept Seite 75)
Gemüse: 1 kleingeschnittene Karotte oder 1 kleine Tasse Spinat, gemixt oder fein gehackt, kleingehackter Broccoli oder Blumenkohl (einige Röschen separat kochen und zurückbehalten)

Zwiebel und Karotten oder Broccoli oder Blumenkohl mit oder ohne Olivenöl dämpfen, Vollkornmehl darüberstreuen und leicht mitdämpfen. Mit Gemüsebrühe und Milch ablöschen und 20 – 40 Minuten köcheln. Bei der Spinatsuppe zum Schluss den Spinat beifügen und nicht mehr kochen. Die fertige Suppe über den Rahm in der Suppenschüssel anrichten. Bei der Broccoli- und Blumenkohlsuppe die zurückbehaltenen Röschen beifügen.
Würzen: Für die Karottensuppe Sellerie-kraut oder Liebstöckel, Rosmarin oder Majoran, 1 Teel. Kümmel.
Für die Spinatsuppe einige Pfefferminzblätter, Petersilie, Schnittlauch, 1 Prise Muskat.
Für die Broccoli- und Blumenkohlsuppe wenig Basilikum, Petersilie, Schnittlauch, Estragon.

Kerbelsuppe
½ Essl. Olivenöl
etwas Zwiebel
1 mittlere Kartoffel, in Würfel geschnitten
½ Essl. Vollkornmehl
5 dl Gemüsebrühe
1 Prise Meersalz
1 Essl. Kerbel, gehackt
1 Essl. Rahm

Zwiebel mit oder ohne Olivenöl anziehen lassen. Kartoffel beifügen, Vollkornmehl darüberstreuen und mit Gemüsebrühe ablöschen, salzen. ½ Std. kochen und passieren. Kerbel und Rahm in die Suppenschüssel geben, Suppe darüber anrichten.

Kartoffelsuppe
½ Lauch, in feine Streifchen geschnitten
½ Karotte, in feine Rädchen geschnitten
½ Essl. Vollkornmehl
5 dl Gemüsebrühe
1 mittlere Kartoffel, kleingeschnitten
1 Prise Meersalz oder wenig Miso
Basilikum, Majoran
1 Essl. Rahm

Lauch und Karotte in wenig Gemüsebrühe dämpfen. Vollkornmehl darüberstreuen, mit der Gemüsebrühe ablöschen. Kartoffel beifügen und weichkochen. Würzen. Basilikum, Majoran und evtl. Rahm in die Suppenschüssel geben und die fertige Suppe darüber anrichten.

Minestra
½ Essl. Olivenöl
2 Essl. Lauch
etwas Zwiebel, feingehackt
einige Sellerieblätter
½ Teller Mangoldblätter
7 dl Wasser oder Gemüsebrühe
1 Essl. Liebstöckel oder Thymian
½ Knoblauchzehe, ausgepresst
Basilikum, Petersilie, Schnittlauch
1 Prise Meersalz
15 g Teigwaren oder Reis
5 g Butter oder Olivenöl oder Nussmus

Zwiebel, Lauch, Sellerieblätter und Mangold, alles kleingeschnitten, langsam dämpfen. Gemüsebrühe beifügen, würzen und ½ Std. kochen. Teigwaren oder Reis

15 – 20 Minuten mitkochen. Zum Verfeinern Rahm oder Nussmus oder Olivenöl beifügen.

Gemüse

Spinat, gehackt
(bei Diarrhoe nicht geben)
(Diätform I – IV)
¼ l Gemüsebrühe
200 g Spinat (dicke Stiele entfernen)
¼ Knoblauchzehe, durchgepresst
1 Prise Meersalz
Pfefferminzblätter, Salbei
1 Tasse roher Spinat
evtl. etwas Olivenöl

Spinat in der Gemüsebrühe kurz abwellen, abgießen, hacken, wiegen oder mixen. Spinat in die Pfanne zurückgeben und heiß werden lassen. Knoblauch, Salz und Kräuter beifügen. Den rohen Spinat sehr fein wiegen oder mixen, vor dem Anrichten beifügen und etwas frische Butter oder Olivenöl dazugeben.

Spinat, ganze Blätter (en branches)
(bei Diarrhoe nicht geben)
(Nur bei Diätform V)
300 g Spinat (dicke Stiele entfernen, den gröberen Winterspinat evtl. zuerst abwellen)
1 Essl. Pinienkerne
evtl. 1 Essl. Rosinen
1 Prise Meersalz
Pfefferminzblätter, Salbei, Petersilie
evtl. etwas Olivenöl

Spinat nicht zugedeckt auf kleiner Flamme mit ganz wenig Wasser dünsten. Pinienkerne, Gewürze und evtl. Rosinen beifügen und noch kurz weiterdämpfen. Zum Schluss evtl. flüssige Butter oder Pflanzenmargarine darunter mischen.

Lattich
1 Lattich
1 l Wasser
etwas Zwiebel, gehackt
½ Essl. Olivenöl
1 dl Gemüsebrühe
1 Prise Meersalz

Lattich halbieren, im Wasser halbweich kochen, abtropfen lassen, zusammenlegen und in feuerfeste Form geben. Zwiebel im Olivenöl anziehen lassen und über das Gemüse verteilen. Gemüsebrühe und Meersalz beifügen und 30 – 40 Min. im Ofen schmoren.

Endiviengemüse
1 großer Endivienkopf

Zubereitung genau gleich wie beim Lattich.

Chicorée gedämpft
2 Stangen Chicorée
½ Essl. Olivenöl
3 Essl. Gemüsebrühe
1 Prise Meersalz
Majoran, Thymian
etwas Butter oder Olivenöl
oder Nussmus

Chicoréestangen halbieren und in die Pfanne einschichten. Erwärmtes Olivenöl sowie Gemüsebrühe über die Chicorée geben, würzen und zugedeckt auf kleiner Flamme ½ Std. dämpfen. Zum Schluss zerlassene Butter oder Olivenöl oder Nussmus über das angerichtete Gemüse verteilen.

Krautstiele an Béchamelsauce
(nicht bei Blähsucht)
(Nur bei Diätform V)
3 Stengel Krautstiele
½ Essl. Olivenöl
½ dl Gemüsebrühe
wenig Zitronensaft oder 1 Teel. Mandelpüree
1 Prise Meersalz
Estragon, Petersilie und Schnittlauch
Béchamelsauce (Rezept Seite 93)

Die in 3 cm lange Stücke geschnittenen Krautstiele im Olivenöl dünsten, Gemüsebrühe mit Zitronensaft oder Mandelpüree beifügen und zugedeckt auf kleiner Flamme ½ bis ¾ Std. weich kochen, würzen. Das fertige Gemüse mit Béchamelsauce mischen.

Stangensellerie
3 – 4 Stangen Stangensellerie
½ Zwiebel, gehackt
etwas Apfel, fein geschnitten
1 dl Gemüsebrühe
1 Teel. Mandelpüree
1 Prise Meersalz oder
wenig Sojasauce
Selleriekraut

Die in 8 cm lange Stücke geschnittenen Stangensellerie in eine Pfanne legen. Zwiebel und Apfel ohne Fett leicht andünsten und darüber verteilen. Gemüsebrühe und Mandelpüree beifügen und ½ bis ¾ Std. weich kochen. Würzen.

Überbackener Fenchel mit Frischkäse-Crème
1 größerer oder 2 kleine Fenchel
1 Prise Meersalz
Pfeffer
einige Tropfen Zitrone
1 Frischkäse

Fenchel vierteln und in wenig Wasser halbweich dämpfen. Die einzelnen Lagen des Fenchels auseinanderziehen und in eine feuerfeste Form legen. Mit Zitronensaft beträufeln, salzen und pfeffern. Den Frischkäse mit 2 Esslöffeln Fenchelsud verrühren und auf dem Gemüse verteilen. Im heißen Ofen überbacken.

Gemüsecurry
1 Essl. Sonnenblumenöl
1 Frühlingszwiebel
200 g Gemüse (z. B. Lauch, Karotten, Zucchetti, Spargel)
½ Teel. Vollkornmehl
1 Messerspitze (oder mehr, je nach Geschmack) Curry
½ Teel. Gemüsebrühe
½ Orange
1 Teel. Sultaninen
1 Prise Vollzucker (Succanat)
1 Prise Meersalz, Pfeffer

Die in feine Ringlein geschnittene Frühlingszwiebel im leicht erwärmten Öl anziehen lassen. Mehl und Curry darüber streuen und mit der Gemüsebrühe ablöschen. Die kleingeschnittenen Gemüse zugeben und zugedeckt ca. 15 Minuten dämpfen. Von der Orange zwei, drei Schnitze zurückbehalten, den Rest auspressen und die Sultaninen im Saft einlegen. Wenn das Gemüse weich ist, Sultaninen und Orangensaft beigeben, heiß werden lassen und mit Zucker, Salz und Pfeffer abschmecken. Anrichten und die Schnitze darüber verteilen.

Karotten gedämpft
3 – 4 Karotten
1 dl Gemüsebrühe
1 Teel. Mandelpüree
je 1 Prise Fruchtzucker und Meersalz
Majoran, Thymian, Rosmarin
Petersilie

Die in Scheiben oder Stengelchen geschnittenen Karotten in der Gemüsebrühe 30 – 45 Min. dämpfen, evtl. das Mandelpüree beigeben. Würzen. Zum Schluss die gehackte Petersilie darüber streuen.

Erbsen und Karotten
(sobald Erbsen vertragen werden, bei Blähungen zuerst meiden)
½ Essl. Olivenöl
100 g frische süße Erbsen, enthülst
1 dl Gemüsebrühe
Majoran, Thymian, Liebstöckel,
Petersilie, Schnittlauch
150 g in Scheiben geschnittene Karotten, nach dem obigen Rezept für gedämpfte Karotten zubereitet.

Erbsen kurz im Olivenöl dünsten, Gemüsebrühe beifügen, weich kochen. Würzen. Karotten und Erbsen mischen oder auf der Platte abwechslungsweise anrichten.

Erbsen auf französische Art
¼ Salatkopf oder Lattich
150 – 200 g Erbsen, enthülst
1 dl Gemüsebrühe
1 Prise Meersalz
Petersilie, Schnittlauch
Majoran, Thymian, Liebstöckel
10 g Nussmus
1 Teel. Vollkornmehl

Den in feine Streifen geschnittenen Salatkopf oder Lattich zusammen mit den Erbsen in der Gemüsebrühe auf ganz kleinem Feuer dämpfen, bis sie weich sind. Würzen. Nussmus mit Vollkornmehl mischen, dazugeben und kurz aufkochen.

Kefen (Zuckererbsen) gedämpft
(Diätform IV – V)
200 g Kefen
1 dl Gemüsebrühe
1 Prise Meersalz
1 Prise Zucker (Succanat)
etwas Petersilie oder Liebstöckel
Schnittlauch. Majoran, Thymian
frische Butter oder Olivenöl oder Nussmus

Kefen und Kräuter in der Gemüsebrühe zugedeckt ½ bis ¾ Std. dämpfen. Würzen und beim Anrichten frische Butter oder Olivenöl oder Nussmus darüber geben.

Grüne Bohnen mit Tomaten
(bei Blähsucht zuerst meiden)
(Diätform IV – V)
250 g Bohnen
wenig Knoblauch
Bohnenkraut, Petersilie
1 – 2 Tomaten
1 Prise Meersalz
etwas Kümmel, Majoran, Liebstöckel

Die Bohnen, die in kleine Würfel geschnittenen Tomaten und die Kräuter ca. 1 Stunde dämpfen, wenn nötig etwas Wasser zugeben. Würzen.

Sellerie, gedämpft
½ Sellerie
1 dl Gemüsebrühe
1 Prise Meersalz
etwas Zitronensaft, Majoran
1 Teel. Mandelpüree
feinste Apfelscheibchen, Nüsse

Den in kleine viereckige Scheiben geschnittenen Sellerie mit der Gemüsebrühe übergießen und in ½ bis ¾ Std. weich kochen. Würzen. Zum Verfeinern Mandelpüree beifügen und nach Wunsch auch einige Apfelscheibchen mitdämpfen. Zum Schluss mit gehackten Nüssen bestreuen.

Sellerie mit Béchamelsauce
1 kleinen Sellerie wie oben zubereiten und zuletzt mit einer Béchamelsauce (Rezept Seite 93) vermischen.

Randengemüse (Rote Bete)
Wurzelspitzen und Blätter bis ca. 2 cm abschneiden, gut waschen, ohne die Haut zu verletzen.

350 g Randen
1 dl Gemüsebrühe
je 1 Prise Fruchtzucker und Meersalz
¼ Lorbeerblatt, Liebstöckel, Kümmel, Muskat
ganz wenig Knoblauch, Petersilie
etwas Zitronensaft, Zitronenmelisse
1 Essl. Vollkornmehl, kalt angerührt
1 Essl. Mandelpüree

Die Randen im Dampfkochtopf in ca. 25 Min. weich kochen. Schälen und in feine Scheiben schneiden. In der Gemüsebrühe mit den Kräutern und Gewürzen gut mischen und ¼ Std. leicht kochen. Zum Binden das Vollkornmehl darunter rühren und am Schluss das Mandelpüree beifügen.

Topinambur
250 g Topinambur
etwas Gemüsebrühe
1 Prise Meersalz
Basilikum
1 Teel. Mandelpüree

Die Topinambur wie Kartoffeln in der Schale (s. Rezept Seite 88) kochen. Schälen, in Scheiben schneiden und in der Gemüsebrühe weich dämpfen. Würzen und zum Verfeinern das Mandelpüree darunter mischen.
Man kann die Topinambur auch mit Béchamelsauce (Rezept Seite 93) und etwas geriebenem Käse anrichten.

Tomatengemüse
4 – 5 Tomaten
½ Essl. Olivenöl
½ Zwiebel
Fruchtzucker
1 Prise Meersalz
ein wenig Knoblauch
Rosmarin, Majoran, Basilikum
evtl. 1 Essl. Maizena
Petersilie oder Schnittlauch oder Dill

Zwiebel und Fruchtzucker im Olivenöl in der Bratpfanne leicht bräunen. Die Tomaten mit kochendem Wasser überbrühen und schälen, in Stücke schneiden, zu den Zwiebeln geben und mitdämpfen, bis sie etwas eingekocht sind. Knoblauch und Gewürze beifügen und fertig kochen; zum Binden das Maizena darunter mischen. Über die angerichteten Tomaten reichlich gehackte Petersilie oder andere Kräuter streuen.

Tomaten gedämpft
2 – 3 Tomaten
1 Prise Meersalz
10 g Olivenöl oder Butter
¼ Zwiebel, gehackt
Provence-Kräuter (Basilikum, Rosmarin, Thymian,
Salbei), Petersilie

Die Zwiebel ohne Fett leicht anziehen lassen. Die halbierten Tomaten auf ein eingefettetes Blech oder in die feuerfeste Form legen. Etwas Olivenöl auf jede Tomatenhälfte geben, ebenso die gedünstete Zwiebel und die Kräuter darüber verteilen. Im Ofen kurz dämpfen.
Nach Belieben werden einige Tomaten gemixt oder ganz fein gehackt, mit Rahm vermischt, rasch aufgekocht und über die angerichteten Tomaten verteilt.

Tomaten, gefüllt
2 – 3 Tomaten
1 Teel. Reis pro Tomate
1 Prise Meersalz
Olivenöl oder Nussmus
etwas Zwiebel und Knoblauch
Rosmarin, Majoran, Thymian, Basilikum
Lorbeer, Muskat
evtl. Gemüsebrühe

Von den Tomaten den Deckel abschneiden und aushöhlen. Das Tomatenmark hacken und mit 1 Teel. ungekochtem Reis und den Kräutern und Gewürzen vermischen. Die Masse einfüllen, Olivenöl darauf geben und die abgeschnittenen Deckel aufsetzen. Im Ofen bei guter Unterhitze 20 – 30 Min. backen.

Tomaten à la provençale
2 Tomaten
1 Prise Meersalz
1 Essl. gehackte Petersilie
1 Essl. Paniermehl (Brösel)

Tomaten halbieren, mit Meersalz bestreuen, auf ein Blech geben. Paniermehl und Petersilie mischen und mit einem Löffel auf die Tomaten verteilen. Im Ofen 15 Min. backen.

Zucchetti-Tomatengemüse
½ Essl. Olivenöl
½ Zwiebel, gehackt
300 g Zucchetti
50 g Tomaten
1 Prise Meersalz

Knoblauch, Rosmarin. Majoran, Thymian, Basilikum
Petersilie, Schnittlauch, Dill
evtl. etwas Maizena
1 Teel. Mandelpüree

Zwiebel im Olivenöl anziehen lassen. Zucchetti in Würfel schneiden, Tomaten schälen und ebenfalls in Würfel schneiden. Beide Gemüse zugeben und weich schmoren. Würzen. Wenn sich zuviel Flüssigkeit gebildet hat, wird etwas angerührtes Maizena und 1 Teel. Mandelpüree zuletzt beigefügt.

Peperoni, grüne, gelbe oder rote
Sie eignen sich sehr gut als Beigabe zu anderen Gerichten.
(bei säurearmem Magen, nicht bei saurem Reizmagen)
150 – 200 g Peperoni
½ Essl. Olivenöl
½ Zwiebel, gehackt
1 Prise Meersalz
Knoblauch, Rosmarin, Majoran, Thymian, Basilikum, Petersilie

Peperoni in Streifen schneiden und zusammen mit Zwiebel, Kräutern und Gewürzen in der Bratpfanne im Olivenöl zugedeckt ½ Std. dämpfen.

Ratatouille
(nicht bei saurem Reizmagen)
50 g Peperoni
100 g Zucchetti
50 g Auberginen
1 Tomate
½ Zwiebel, gehackt
wenig Knoblauch
1 Essl. Olivenöl
1 Prise Meersalz
Rosmarin, Majoran, Thymian, Basilikum, Petersilie

Peperoni, Zucchetti, Auberginen und Tomate (geschält) in Würfel schneiden. Zwiebel und Knoblauch im Olivenöl dämpfen, Gemüse beigeben und 1 Std. zugedeckt dämpfen. Würzen. Wenn zuviel Saft entsteht, abgedeckt einkochen lassen.

Aubergines
Die Aubergines waschen, evtl. schälen
1 Essl. Olivenöl
400 – 500 g Aubergines
evtl. etwas Gemüsebrühe
Meersalz

Die in Würfelchen geschnittenen Aubergines im Olivenöl dünsten und weichdämpfen, Salzen. Mit einigen Tomatenhälften oder mit etwas Tomatengemüse garnieren.

Artischocken
1 Artischocke
¾ l Wasser
1 Essl. Zitronensaft
1 Prise Meersalz

Die Stengel dicht an den Artischocken abschneiden. Die untersten harten Blätter entfernen und die Spitzen abschneiden. Halbieren und Blüte herausschneiden, unter dem laufenden Wasser waschen und Schnittfläche mit Zitronensaft einreiben. Wasser zum Kochen bringen, Zitronensaft und Meersalz beifügen und die Artischocke darin weich kochen, ca. ¾ Std. Abtropfen lassen und auf warmer, mit Serviette belegter Platte anrichten.
Mit Joghurtsauce (Rezept Seite 72) servieren.

Spargeln
½ Bund Spargeln
1 l Wasser
1 Prise Meersalz
geriebener Käse
Nussmus

Die Spargeln waschen und großzügig schälen. Grüne Spargeln kann man fast ganz belassen. Wasser zum Kochen bringen, die Spargeln in 20 – 30 Min. weich kochen (grüne brauchen viel weniger lang), mit dem Schaumlöffel herausneh-

men und auf einer mit Serviette belegten Platte anrichten. Geriebenen Käse darüberstreuen und mit flüssigem Nussmus begießen.
Als Variante Sauce Vinaigrette (siehe Rezept Seite 95) dazu servieren.

Blumenkohl oder Broccoli
(bei Blähungen nicht geben)
(nur aus biologischem Anbau)
1 kleiner Blumenkohl oder Broccoli (250 g)
1 Teel. Olivenöl
1 Knoblauchzehe
1 dl Gemüsebrühe
1 Prise Meersalz, Pfeffer
Pinienkerne oder Mandelsplitter

Blätter und Strunk unter der Blume abschneiden. Strunk schälen und in größere Stücke schneiden, Blume in Röschen teilen. Die gehackte Knoblauchzehe im Olivenöl hell dünsten, Blumenkohl oder Broccoli beifügen und kurz mitdünsten. Mit der Gemüsebrühe ablöschen und etwa 5 Minuten köcheln lassen. Mit Salz und Pfeffer würzen. Pinienkerne oder Mandelsplitter ohne Fett kurz in der Bratpfanne rösten und über das Gemüse verteilen.

Kohlrabi mit Kräutern
(bei Blähsucht zu Beginn meiden)
(Nur Diätform V)
1 Kohlrabi
1 dl Gemüsebrühe
1 Essl. zarte Kohlrabiblätter, gehackt
1 Essl. Rahm
Béchamelsauce (Rezept Seite 93)

Kohlrabi in 4 Stücke, dann in feine Scheibchen schneiden und in der Gemüsebrühe zugedeckt ½ – ¾ Std. kochen, zuletzt die Kohlrabiblätter und den Rahm beifügen.
Die Béchamelsauce mit verschiedenen gehackten Kräutern vermischen und über die fertig gekochten Kohlrabi anrichten.

Rosenkohl, gedämpft
(bei Blähsucht meiden!)
(Nur aus biologischem Anbau und nur bei Diätform V)
½ Essl. Olivenöl
200 g gereinigter Rosenkohl
1 dl Gemüsebrühe
1 Prise Meersalz
Muskat, Basilikum

Den Rosenkohl im Olivenöl leicht dämpfen, Gemüsebrühe beifügen und ½ Stunde weichdämpfen. Würzen. Evtl. beim Anrichten etwas flüssige Butter darübergeben.

Kohl* oder Weißkraut, gedämpft
(bei Blähsucht meiden)
(alle Kohlarten gut kauen. Nur Diätform V, roher Kohlsaft stets erlaubt! Siehe Anmerkung)
½ Essl. Olivenöl
½ Zwiebel, gehackt
250 g junger Kohl
1 dl Gemüsebrühe
evtl. etwas Kelpamare
Muskat, Kümmel, 1 Prise Meersalz
Basilikum oder Liebstöckel

Zwiebel im Olivenöl dünsten, den in 2 cm Streifen geschnittenen Kohl beifügen, dämpfen, bis das Gemüse zusammenfällt. Mit Gemüsebrühe ablöschen und auf kleinem Feuer ½ Std. weichkochen. Würzen.

---

* Anmerkung: Eine alte Regel lässt den Arzt reflexartig den Kohl bei allen Magen-Darm-Leiden verbieten. Kohl aus organischem Anbau ist jedoch ein hochwertiges Gemüse; er ist reich an Vitamin K (Leberschutzstoff) und enthält den Lebensschutzstoff U. Als Saft, Püree jederzeit verwendbar. Als Voll-Blätter-Gemüse jedoch wegen seines hohen Zellulosegehaltes ungerechterweise verpönt, kann Kohl bei Magen-, Darmkranken in der Heilungsphase ohne Angst verabreicht werden, zunächst testweise in kleinen Mengen. Dabei sehr gut kauen und einspeicheln.

Grüner, ausgewachsener Kohl muss zuerst kurz in Wasser abgewellt werden.

Kohl, gehackt*
(bei Blähsucht meiden)
(Nur Diätform V)
200 g Kohl
1 l Wasser
½ Essl. Olivenöl
etwas Knoblauch
1 kl. Essl. Mehl
1 dl Gemüsebrühe oder halb Milch, halb Gemüsebrühe
1 – 2 Essl. Rahm
Kelpamare, Muskat, Kümmel, Petersilie
1 Prise Meersalz

Kohl in 4 Stücke schneiden, im Wasser weichkochen, dann abtropfen lassen und fein hacken. Im Olivenöl kurz dünsten, etwas feingehackten Knoblauch und Mehl darüberstreuen und ¼ Stunde kochen, dann Gemüsebrühe oder Milch beifügen und heiß werden lassen. Würzen. Mit Rahm verfeinern.

Rotkraut*
(bei Blähsucht meiden)
(Nur Diätform V)
½ Essl. Olivenöl
250 g Rotkraut
½ Essl. Zitronensaft
½ Apfel
½ Essl. Reis
1 dl Gemüsebrühe
½ dl Traubensaft oder Süßmost
1 Apfel
etwas Butter
1 Prise Meersalz

Das feingehobelte Rotkraut im Olivenöl dünsten. Zitronensaft, den in feine Scheibchen geschnittenen Apfel sowie den Reis dazugeben und weiterdünsten. Mit Gemüsebrühe und Traubensaft oder Süßmost ablöschen und auf kleiner Flamme zugedeckt 1 – 1 ½ Stunde weichdämpfen. Den zweiten Apfel schälen, in Schnitze schneiden, mit Butter bestreichen und auf einem Blech im Ofen schmoren. Zur Garnitur des angerichteten Rotkrauts.

Lauchgemüse
(bei Blähsucht meiden!)
(Nur bei Diätform II)
200 g gerüsteter Lauch
½ Essl. Olivenöl
1 dl Gemüsebrühe
½ Essl. Rahm
1 Prise Meersalz
evtl. etwas geriebener Käse

Den Lauch in 10 cm lange Stücke schneiden, in die Bratpfanne einschichten, Olivenöl und Gemüsebrühe darübergeben und zugedeckt langsam schmoren. Zuletzt Salz und Rahm beifügen, evtl. geriebenen Käse darüberstreuen.

Salate von gekochten Gemüsen

Karotten, Sellerie. Randen (Rote Bete), Bohnen, Blumenkohl, Broccoli, Zucchetti, Mangold oder Krautstiele eignen sich besonders gut für diese Salate.
Die Gemüse werden in Gemüsebrühe oder Wasser weichgekocht, abgetropft und kleingeschnitten (Würfelchen, Scheibchen, Röschen, Streifen). Mit Salatsauce oder mit Vinaigrette oder Mayonnaise anmachen. Als Gewürz Zwiebeln und gehackte Kräuter.

Kartoffelsalat
(nur bei Normalkost)
200 g Kartoffeln
½ dl Gemüsebrühe
1 Essl. Mayonnaise (Rezept Seite 95)
½ Essl. Zwiebeln, gehackt
Borretsch, Schnittlauch, Petersilie, Zitronenmelisse, Majoran, Thymian, Dill

---

* Ebd.

Die Kartoffeln im Dampftopf weich kochen, noch heiß schälen und in Scheiben schneiden. Die heißgemachte Gemüsebrühe darübergießen und etwas stehen lassen, dann die Mayonnaise darunter mischen. Mit Zwiebel und Kräutern würzen. Anstelle von Mayonnaise kann man Öl, Zitronensaft und Rahm gut zerquirlen und mit den Kartoffeln vermischen.

Kartoffelsalat mit Gurken
(falls Gurken vertragen!)
1 große Kartoffel
¼ Gurke
2 Essl. Joghurtsauce (Rezept Seite 72)
½ Knoblauchzehe
Dill oder Borretsch, Schnittlauch, Petersilie, Zwiebel

Die Kartoffel wie oben beschrieben vorbereiten. Die geschälte Gurke auf grober Raffel raffeln und dazugeben. Mit Joghurtsauce vermischen und mit Zwiebel und Kräutern würzen.
Vor dem Anrichten die Salatschüssel mit der Knoblauchzehe ausreiben.

Salade niçoise
1 gekochte Kartoffel
1 kleine Tomate
Radieschen
einige Gurkenscheiben
1 hartgekochtes Ei
1 Essl. Öl
½ Essl. Zitronensaft
1 Prise Meersalz
Petersilie, Schnittlauch oder Dill, Zitronenmelisse, Borretsch
einige Kopfsalatblätter

Kartoffel, Tomate, Radieschen und das Ei in Scheiben schneiden und zusammen mit den Gurkenscheiben mit der Salatsauce aus Öl, Zitronensaft, Meersalz und Kräutern anmachen. Direkt vor dem Servieren die Kopfsalatblätter in breite Streifen schneiden und mit dem Salat vermischen oder den Salat auf die Kopfsalatblätter anrichten.

Reissalat
50 g Reis
2 dl Wasser
2 Essl. Quarksauce (Rezept Seite 72)
½ Essl. Zwiebel, gehackt
¼ Tomate
Schnittlauch, Petersilie oder Basilikum
einige Salatblätter

Reis im Wasser kochen, kurz abspülen und erkalten lassen. Zwiebel, feingewürfelte Tomate und Kräuter unter die Quarksauce geben.
Den Reis mit der Sauce vermischen und auf Salatblätter anrichten.

Selleriesalat mit Soja-Mayonnaise
½ kleiner Sellerie
½ – 1 Essl. Zitronensaft
2 Baumnüsse
evtl. ¼ Apfel
1 Prise Meersalz
1 Essl. Soja-Mayonnaise (Rezept Seite 73)

Die rohe Sellerieknolle in streichholzdünne Streifen schneiden oder hobeln. Zitronensaft darüber träufeln, um ein Braunwerden zu verhindern. Die grob gehackten Baumnüsse und den geraffelten Apfel dazugeben und mit der Mayonnaise vermischen.

Gemüsesülzchen
2 ½ dl Gemüsebrühe
2 g Agar-Agar
einige Tropfen Zitronensaft
etwas Kelpamare
frische Gurkenscheiben
Tomatenwürfelchen
gekochte Broccoliröschen
gekochte Erbsen
gekochte, kleingeschnittene Bohnen

Agar-Agar ist ein pflanzliches Gallertpulver, das anstelle der tierischen Gelatine für Gemüse- und Fruchtköpfchen, Saucen und Puddings usw. verwendet wird.
Das Agar-Agar-Pulver in die lauwarme

Gemüsebrühe geben und langsam erhitzen, bis das Geliermittel gut aufgelöst ist. Mit Zitronensaft und Kelpamare würzen. In ausgespülte Förmchen etwas Sulze einfüllen, fest werden lassen. Mit Gemüsescheibchen garnieren, wieder Sulze darüber geben, fest werden lassen usw., bis die Förmchen gefüllt sind. Die erkalteten Sülzchen stürzen und auf Salatblättern servieren.

Kartoffelgerichte

Kartoffeln in der Schale (Pellkartoffeln)

3 – 4 kleine Kartoffeln
Wasser

Kartoffeln abbürsten und waschen. Pfanne mit gelochtem Einsatz oder Drahtsieb mit Wasser bis zum Einsatz füllen, Kartoffeln hineingeben, zudecken und 30 bis 40 Minuten kochen. Im Dampfkochtopf sind sie in 8 – 10 Minuten weich.

Backkartoffeln

3 – 4 kleine Kartoffeln
1 Essl. Olivenöl
Butter oder Nussmus

Die Kartoffeln abbürsten, waschen. Auf der oberen Seite die Haut 3 – 4-mal einritzen, mit Öl bepinseln und auf eingefettetem Blech bei mittlerer Hitze 30 – 40 Min. backen. Auf die fertigen Kartoffeln je ein Stückchen Nussmus geben.

Quarkkartoffeln

3 – 4 kleine Kartoffeln
50 g Magerquark
1 – 2 Essl. Milch oder Rahm
Schnittlauch oder Kümmel oder Majoran
1 Prise Meersalz

In die obere Seite der Kartoffeln eine Rille schneiden und zubereiten wie Backkartoffeln. Für die Füllung Quark mit Milch oder Rahm schaumig rühren und Gewürze beifügen. Mit einem Löffel über die Rille der gebackenen Kartoffeln verteilen oder mit dem Dressiersack aufspritzen.

Kümmelkartoffeln

2 – 3 mittelgroße, längliche, schmale Kartoffeln
1 Teel. Kümmel
1 Prise Meersalz
1 Essl. Olivenöl

Die Kartoffeln abbürsten, waschen und durch die schmale Mitte halbieren. Kümmel mit Meersalz vermischen und auf die Schnittflächen streuen. Die Kartoffeln mit der Schnittfläche nach unten auf ein gefettetes Blech legen, mit Öl bepinseln und ¾ Std. bei mittlerer Hitze backen.

Bouillonkartoffeln

250 g Kartoffeln
1 – 2 dl Gemüsebrühe
1 Prise Meersalz
Liebstöckel, Thymian
10 g Butter oder Olivenöl
oder Nussmus

Kartoffeln waschen, schälen, halbieren oder in Stücke schneiden und in der Gemüsebrühe mit Meersalz und den Gewürzen weich kochen. Butter oder Olivenöl oder Nussmus über die angerichteten Kartoffeln verteilen.

Rahmkartoffeln

200 g Kartoffeln
Zwiebel, gehackt
1 dl Gemüsebrühe
1 Prise Meersalz
½ dl Rahm, evtl. Milch
Thymian, Muskat
Petersilie

Kartoffeln schälen, in Scheibchen schneiden, zusammen mit der Zwiebel ohne Fett kurz anziehen lassen und mit der Gemüsebrühe und den Gewürzen weich kochen. Zuletzt Rahm oder Milch beifügen. Die angerichteten Kartoffeln mit gehackter Petersilie bestreuen.

Kartoffeln mit Tomaten
200 g Kartoffeln
½ kl. Zwiebel
1 dl Gemüsebrühe
1 kl. Tomate
1 Prise Meersalz
1 Essl. Rahm oder Sesamrahm
(Rezept Seite 75)
Majoran oder Rosmarin oder Thymian

Die gehackte Zwiebel und die geschälten, in Scheiben geschnittenen Kartoffeln ohne Fett kurz anziehen lassen, dann mit der Gemüsebrühe halbweich kochen. Die geschälte Tomate in Schnitze schneiden, beifügen und fertig kochen. Würzen. Zuletzt Rahm oder Sesamrahm dazugeben.

Kartoffelschnee
4 Kartoffeln
Wasser
getrocknete Tomaten
Butter oder Olivenöl oder Nussmus

Kartoffeln waschen, schälen, in Stücke schneiden und im Dampf mit wenig Wasser weich kochen. Durch die Kartoffelpresse direkt auf eine warme Platte spritzen. Flüssige Butter oder Olivenöl oder Nussmus darübergeben und mit feingeschnittenen getrockneten Tomaten garnieren.

Kartoffelpüree
4 Kartoffeln
wenig Wasser
1 dl Milch
Muskat
evtl. 1 Essl. Rahm
1 Prise Meersalz
feingehackter Majoran, feingehackter Kümmel
etwas Knoblauch
getrocknete Tomaten

Kartoffeln schälen, in Stücke schneiden und im Dampf weich kochen. Durch die Kartoffelpresse passieren. Milch erwärmen, das Kartoffelpüree dazugeben, schaumig rühren und würzen. Evtl. mit Rahm verfeinern. Auf heiße Platte anrichten und mit den fein geschnittenen getrockneten Tomaten garnieren.

Kartoffelpfluten
4 Kartoffeln
1 dl Milch
10 g Butter
10 g Butter oder Nussmus
1 Prise Meersalz
Muskat

Die Kartoffeln zubereiten wie Kartoffelpüree, mit Meersalz und Muskat würzen. Kleine Schöpfkelle in heiße Butter tauchen, Pfluten ausstechen und auf heißer Pfanne anrichten. Weitere Butter oder Nussmus darübergeben.

Schmorkartoffeln
2 kleine Kartoffeln
wenig Wasser
1 Prise Meersalz
1 dl Gemüsebrühe
1 – 2 Essl. Rahm oder Sesamrahm
(Rezept Seite 75) oder Nussmus
Muskat, Thymian
Petersilie

Kartoffeln schälen und halbieren, im Dampf halbweich kochen. Mit der Schnittfläche nach unten in eine feuerfeste Platte legen. Gemüsebrühe darübergießen, würzen und im Ofen schmoren, bis die Flüssigkeit eingekocht ist. Rahm oder Nussmus darübergeben und mitschmoren, bis die Kartoffeln leicht gebräunt sind. Mit der Schnittfläche nach oben anrichten und mit gehackter Petersilie bestreuen.

Kartoffelschnitten mit Spinat
1 große Kartoffel
1 dl Gemüsebrühe

1 Prise Meersalz
100 g Spinat
etwas Butter oder Olivenöl oder Nussmus
Knoblauch, Petersilie, Schnittlauch
evtl. Pfefferminze oder Salbei, Muskat

Die geschälte Kartoffel der Länge nach in 1 cm dicke Scheiben schneiden und sorgfältig weich kochen. Auf ein bebuttertes Blech legen. Den Spinat zubereiten wie Blattspinat (Rezept Seite 80), würzen und auf die Kartoffeln verteilen. Evtl. geriebenen Käse darüberstreuen und Butter oder Olivenöl oder Nussmus in kleinen Stückchen darauf legen. Kurz im Ofen überbacken.

Kartoffel-„Gulasch“
(nicht bei saurem Reizmagen)
1 Zwiebel
1 große Kartoffel
1 grüne Peperoni
1 – 2 dl Wasser
1 Prise Meersalz
Majoran, Thymian, Rosmarin, Petersilie

Zwiebel und Kartoffel in kleine Würfel, Peperoni in Stücke schneiden und zusammen, mit dem Wasser bedeckt, in ca. 15 Minuten weich kochen. Kräftig würzen und anrichten.

Ayurvedische Kartoffeln
(ein apartes, sehr aromatisches Gericht, für 3 – 4 Portionen)
5 große Kartoffeln
½ Soja-Drink
1 Packung Soja-Crème (Ersatz für Crème fraîche)
je 1 Bund frischer Dill, frischer Schnittlauch, frische Petersilie
½ Zitrone, ausgepresst
1 – 2 Teel. Kurkuma
½ Teel. Curry
Sojasauce

Die gut gebürsteten Kartoffeln in dicke Scheiben schneiden und ca. 5 Minuten kochen. Inzwischen in einer Pfanne den Soja-Drink, vermischt mit der Soja-Crème, langsam erhitzen (auf keinen Fall kochen!). Kurkuma nach Geschmack und Curry darunterrühren und mit Sojasauce abschmecken. Die Kartoffelscheiben in die Sauce legen und ca. 10 Minuten leicht köcheln lassen. Zum Schluss die frischen kleingehackten Kräuter über die Kartoffeln streuen und sofort servieren.

Getreidespeisen

Japanischer Reis
80 g Vollreis
1 ½ – 2 dl Gemüsebouillon
1 Prise Meersalz
10 g Butter oder Olivenöl
oder Nussmus
1 kl. geschälte Zwiebel, mit Lorbeerblatt und Gewürznelke besteckt

Den Reis in die kochende Bouillon mit besteckter Zwiebel geben und 40 Minuten kochen. Erkalten lassen, Zwiebel entfernen. Den Reis im Ofen wieder heiß werden lassen und beim Anrichten erwärmte Butter oder Olivenöl oder Nussmus darübergeben.

Risotto
80 g Vollreis
1 Essl. Zwiebel, gehackt
2 dl Gemüsebrühe oder Wasser
1 Prise Meersalz
getrocknete Pilze
frische Kräuter nach Geschmack, Rosmarin
10 g frische Butter oder
Olivenöl oder Nussmus
evtl. 10 g Parmesan

Den Reis mit der Zwiebel dünsten, bis er glasig ist. Gemüsebrühe oder Wasser heiß dazugeben und al dente (30 – 40 Minuten) kochen. Die feingehackten, getrockneten Pilze und Kräuter beigeben und etwas mitkochen. Zuletzt Butter oder Olivenöl oder Nussmus und geriebenen

Parmesan mit der Gabel daruntermischen.

Safranreis
Zubereitung wie Risotto. Eine Messerspitze Safranpulver mit etwas Bouillon auflösen und beifügen.

Riz creol mit Gemüsen
½ Essl. Olivenöl
80 g Vollreis
2 Essl. Gemüse, sehr fein gewürfelt (Lauch, Sellerie, Karotten)
2 dl Gemüsebrühe
1 Prise Meersalz
frischgehackte Kräuter nach Geschmack

Reis und Gemüse andämpfen, heiße Gemüsebrühe und die Kräuter dazugeben und 30 – 45 Min. kochen.

Tomatenreis
80 g Vollreis
1 Essl. Zwiebel, gehackt
wenig Knoblauch, ausgepresst
1 große Tomate
ca. 1 dl Gemüsebrühe
1 Prise Meersalz
Rosmarin, Majoran, Muskat
evtl. Basilikum
etwas Vollzucker (Succanat)
10 g Butter oder Olivenöl

Zwiebel, Knoblauch und Reis dünsten, bis er glasig ist. Geschälte, in Würfel geschnittene Tomate beigeben. Gemüsebrühe dazugießen, Gewürze beifügen und 30 – 45 Min. kochen. Zuletzt frische Butter oder Olivenöl daruntermischen.

Reis mit Zucchetti
½ Essl. Olivenöl
80 g Vollreis
1 Essl. Zwiebel, gehackt
150 g zarte Zucchetti
1 Prise Meersalz
1 ½ dl Gemüsebrühe oder Wasser
frischgehackter Dill
10 g Butter oder Olivenöl oder Nussmus

Zucchetti in Würfel schneiden. Weitere Zubereitung wie Tomatenreis (s. oben).

Reis mit Spinat
(nur wenn Spinat erlaubt)
80 g Vollreis
100 g Spinat
etwas Zwiebel, gehackt
2 dl Gemüsebrühe oder Wasser
1 Prise Meersalz
Muskat und Pfefferminze
10 g frische Butter oder Olivenöl oder Nussmus

Spinat grob schneiden. Weitere Zubereitung wie Tomatenreis (s. oben).

Reis mit Erbsen (Risi bisi)
80 g Vollreis
150 g zarte Erbsen, enthülst
etwas Zwiebel, gehackt
je 1 Prise Fruchtzucker und Meersalz
½ dl Gemüsebrühe
etwas Zwiebel, gehackt
1 ½ – 2 dl Wasser
10 g Butter oder Olivenöl
oder Nussmus
Petersilie

Zwiebel mit Fruchtzucker und Meersalz dünsten. Die Erbsen beifügen und leicht mitdämpfen, dann Gemüsebrühe zugießen und die Erbsen weichkochen. In einer separaten Pfanne einen Risotto (nach obigem Rezept) zubereiten. Zuletzt die gekochten Erbsen daruntermischen. Über den angerichteten Reis Butter oder Olivenöl oder Nussmus und gehackte Petersilie geben.

Reisauflauf mit Tomaten
½ Essl. Olivenöl
80 g Vollreis
2 kleine Tomaten
etwas Zwiebel, gehackt
2 Essl. Gemüse
(Lauch, Sellerie, Karotten)
1 ½ dl Gemüsebrühe
1 Prise Meersalz

Petersilie, Liebstöckel
5 g Butter oder Olivenöl

Zwiebel und sehr fein gewürfeltes Gemüse kurz dünsten, den Reis beifügen und glasig werden lassen. Mit heißer Gemüsebrühe ablöschen, würzen und 30 – 45 Min. kochen. Den fertigen Reis und die in Scheiben geschnittenen Tomaten lagenweise in eine feuerfeste Form schichten, mit Flöckchen von Butter oder Olivenöl belegen und 10 Min. im Ofen backen.

Indisches Reisgericht
80 g Vollreis
2 dl Gemüsebrühe
1 Prise Meersalz
1 kleine Banane
1 kleiner Apfel
1 Essl. Rosinen
1 Teel. Sonnenblumenkerne
1 Teel. Sesam
Safran, Curry, frische Ingwerwurzel

Reis mit Gemüsebrühe und 1 Prise Meersalz nicht ganz weich kochen (ca. 30 – 40 Minuten). Die in Scheiben geschnittene Banane, den geschälten und blättrig geschnittenen Apfel samt Rosinen unter den Reis mischen und 5 – 10 Min. weiterkochen. Nach Geschmack mit Safran, Curry und geriebener Ingwerwurzel würzen. Sonnenblumenkerne und den ohne Fett leicht gerösteten Sesam darüberstreuen.

Grießbrei
50 g Grieß
3 dl Milch
2 dl Wasser
1 Prise Meersalz
1 Essl. Sesamrahm (Rezept Seite 75)
je 1 Essl. Fruchtzucker und Zimt

Grieß in die kochende Flüssigkeit einrühren, salzen und 15 – 20 Min. kochen. Über den angerichteten Grießbrei den Rahm und Fruchtzucker mit Zimt gemischt streuen.

Polenta
½ Essl. Olivenöl
50 g Maisgrieß, mittelfein
3 dl Wasser
Muskat
1 Prise Meersalz
½ Essl. frische Butter oder
Olivenöl oder Nussmus

Die Pfanne mit dem Öl einölen. Wasser zum Kochen bringen und den Mais einrühren. 5 Min. auf schwachem Feuer unter stetigem Rühren kochen. Würzen und 45 – 60 Min. auf kleinem Feuer fertig kochen. Zuletzt Butter oder Olivenöl oder Nussmus untermischen. Nach Belieben können auch ohne Fett geröstete Zwiebelscheiben darübergegeben werden.

Hirsotto
½ Essl. Olivenöl
50 g Hirse
1 Essl. Zwiebel, gehackt
1 ½ dl Gemüsebrühe
½ Zwiebel
1 Prise Meersalz

Zwiebel und heiß abgespülte Hirse im Olivenöl glasig dünsten, die heiße Gemüsebrühe beifügen, salzen und 20 Min. kochen. Beim Anrichten Zwiebelstreifen oder Zwiebelringe, ohne Fett geröstet, darüber verteilen.

Hirsotto mit Gemüse
40 g Hirse
1 Essl. Zwiebel, gehackt
2 Essl. Gemüsewürfelchen
(Lauch, Sellerie, Karotten oder Karotten und Erbsen)
1 ½ dl Gemüsebrühe
etwas Kelpamare
Rosmarin
evtl. 1 Essl. geriebener Käse
10 g frische Butter oder Nussmus

Zwiebel, Gemüsewürfelchen und heiß abgespülte Hirse glasig dünsten. Heiße Gemüsebrühe dazugießen, würzen und

20 Min. kochen. Beim Anrichten evtl. geriebenen Käse und Butter- oder Nussmus-Flöckchen darübergeben.

Schrotbrei
2 Essl. Schrot (Weizen, Hafer, Roggen)
3 Essl. Wasser
1 Prise Meersalz

Den Schrot 12 Stunden einweichen. Dann mit dem Wasser aufsetzen und 10 Min. kochen oder ½ Std. im Wasserbad kochen. Salzen.

Nudeln, Spaghetti, Makkaroni usw.
Bei einer Heildiät sollte man keine Eierteigwaren verwenden. Es gibt ja nebst den bekannten italienischen Teigwaren aus Hartweizen ausgezeichnete Vollkornteigwaren, Sojateigwaren, Dinkelteigwaren. Dazu findet man unzählige Saucen, die allerdings oft viel Fett (Öl, Butter, Käse, Rahm) enthalten.
Am bekömmlichsten sind die al dente gekochten Teigwaren mit einer klassischen oder einfachen Tomatensauce (s. Rezepte auf Seite 94).

Spätzle oder Knöpfli (ohne Ei)
(nur bei Normalkost)
60 g Vollkornmehl
20 g Sojamehl
1 dl Milchwasser
1 l Wasser
1 Prise Meersalz
1 Essl. Olivenöl
Zwiebelstreifen
Schnittlauch und Petersilie

Vollkorn- und Sojamehl und Milchwasser gut mischen und klopfen, bis der Teig Blasen wirft, dann mindestens 1 Std. ruhen lassen.
Wasser mit Meersalz zum Kochen bringen. Den Teig portionenweise durch ein grob gelochtes Sieb ins kochende Wasser streichen oder auf ein Holzbrettchen geben und mit einem Messer feine Streifen ins kochende Wasser fallen lassen. Knöpfli oder Spätzle ziehen lassen, bis sie an die Oberfläche steigen. Mit einem Schaumlöffel herausnehmen und auf einer heißen Platte anrichten. Nach Wunsch mit in Olivenöl (oder ganz ohne Fett) gerösteten Zwiebelstreifen, Schnittlauch und Petersilie verfeinern.

Spinat- oder Tomatenknöpfli
70 g Vollkornmehl (davon ⅓ Sojamehl)
1 Ei
1 dl Milchwasser
1 Handvoll Spinat, roh, gehackt
oder 1 Teelöffel Tomatenpüree
1 dl Wasser
1 Prise Meersalz
Schnittlauch und Petersilie

Vollkorn- und Sojamehl, Ei und Wasser zu einem glatten Teig verarbeiten und 1 Stunde ruhen lassen. Knöpfli oder Spätzli zubereiten wie obiges Rezept, den Spinat oder das Tomatenpüree beifügen. Würzen mit Schnittlauch und Petersilie.

Saucen

Bei einer Heildiät sind die Saucen ein schwieriges Kapitel, denn fast alle Rezepte enthalten viel Fett (Butter, Öl, Rahm) sowie Käse und Eier. Auf jeden Fall sollte man die Verbindung von heißem Fett und Mehl (Béchamelsauce) meiden; diese Mischung ist sehr belastend für Magen, Leber und Darm. Wir haben hier ein paar erlaubte Rezepte zusammengestellt, wobei einige von den klassischen abweichen – nichtsdestotrotz ausgezeichnet schmecken!

Klassische Béchamelsauce (Rezept 1)
(als Ausnahme bei Normalkost)
½ Essl. Olivenöl
½ Essl. Butter
1 Essl. Mehl
½ dl Milch
½ dl Gemüsebrühe oder Wasser

1 Prise Meersalz, Muskat
frisch gemahlener weißer Pfeffer

Butter und Olivenöl erwärmen, das Mehl hineinsieben und leicht dünsten. Milch und Gemüsebrühe langsam unter ständigem Rühren beifügen. 20 Minuten kochen. Salzen und würzen.

Béchamelsauce ohne Ei (Rezept 2)
Für 4 Personen:
2 – 3 Essl. Weizenmehl
1 l Milch
1 Lorbeerblatt
1 Essl. Gemüsebrühe
1 geriebene Zwiebel
je 1 Prise Meersalz, Muskat und frisch gemahlener weißer Pfeffer
gehackte Petersilie

Das Mehl ohne Fett kurz rösten, bis es duftet (es darf nicht dunkel werden), dann leicht abkühlen lassen. Unter ständigem Rühren die Milch beifügen, Lorbeerblatt, Gemüsebrühe und Zwiebel dazugeben und alles aufkochen. Würzen. Nach ca. 5 Minuten das Lorbeerblatt entfernen, die Sauce anrichten und mit Petersilie bestreuen.

Aus dieser Grundsauce lassen sich viele Varianten herstellen, z. B.

Meerrettichsauce: zum Schluss 10 g fein geraffelten Meerrettich beigeben und die Sauce noch 5 Min. fertig kochen.
Kapernsauce: die fertige Sauce mit ganzen oder gehackten Kapern und Zitronensaft abschmecken.
Olivensauce: die Sauce mit 4 – 5 Essl. Tomatenmark und 2 Essl. gehackten Oliven rasch aufkochen. Evtl. mit einer Messerspitze Cayennepfeffer nachwürzen
Kräutersauce: unter die fertige Sauce viel feingehackte Kräuter wie Petersilie, Liebstöckel, Kerbel, Basilikum, Estragon, Oregano usw. mischen.
Champignonsauce: unter die fertige Sauce 3 – 4 Essl. feinst gehackte rohe Champignons mischen und mit Zitronensaft abschmecken.

Béchamelsauce (Rezept 3)
Für 4 Personen:
2 Essl. Weizenmehl
½ l Sojamilch
1 Lorbeerblatt
1 fein geriebene Zwiebel
2 Teel. Rotes Miso
je 1 Prise Pfeffer und Paprika
gehackte Petersilie

Den Weizen ohne Fett kurz rösten, bis er aromatisch duftet. Etwas abkühlen lassen, dann unter ständigem Rühren die Sojamilch zugießen, Lorbeerblatt und Zwiebel beifügen und alles knapp 5 Min. kochen lassen.
Das Miso darunterrühren, das Lorbeerblatt entfernen und die Sauce mit Pfeffer und Paprika abschmecken. Gehackte Petersilie darüberstreuen.
(Miso ist eine fermentierte Sojabohnenpaste, die sich ausgezeichnet zum Würzen eignet und ähnlich wie die bekannte Sojasauce schmeckt, aber kein Kochsalz enthält.)

Tomatensauce, klassisches Rezept
½ Essl. Olivenöl
1 Essl. Zwiebel
½ Knoblauchzehe, durchgepresst
2 Essl. Karotten, Sellerie, Lauch
2 kl. Tomaten
1 Prise Meersalz
1 Prise Vollzucker (Succanat)
1 Teel. Tomatenpüree
1 ½ dl Gemüsebrühe oder Wasser
Lorbeerblatt, Rosmarin, Thymian

Gehackte Zwiebel, durchgepressten Knoblauch und grobgeschnittenes Gemüse im Olivenöl gut dämpfen. Die in Stücke geschnittenen Tomaten und das Tomatenpüree mitdämpfen. Gemüsebrühe oder Wasser beifügen, würzen und ½ Std. leise köcheln lassen. Auf Wunsch passieren.

Tomatensauce auf einfache Art
3 Tomaten
je 1 Prise Meersalz und Vollzucker (Succanat)
Schnittlauch, Basilikum
1 Essl. Olivenöl

Tomaten in Stücke schneiden, weich dämpfen, würzen und auf Wunsch passieren. Zum Verfeinern etwas Olivenöl beigeben.

Mayonnaise klassisches Rezept
(nur bei Kostformen IV und V)
Für 4 Personen:
1 Eigelb
1 Essl. Zitronensaft
2 dl Öl
1 Prise Meersalz
Zwiebel, Kräuter, wenig Kelpamare

Das Eigelb mit einigen Tropfen Zitronensaft gut zerquirlen. Unter gleichmäßigem Rühren mit dem Schwingbesen das Öl tropfenweise beifügen. Wird die Mayonnaise zu dick, mit etwas Zitronensaft verdünnen. Zuletzt nach Belieben würzen.

Remouladensauce klassisches Rezept
(nur bei Kostformen IV und V)
Für 4 Personen:
Mayonnaise, nach obigem Rezept
1 hart gekochtes Ei, gehackt
1 Essl. Cornichons, gehackt
einige Kapern
1 Teel. Petersilie, gehackt
Tomatenwürfelchen

Die verschiedenen Zutaten mit der fertigen Mayonnaise vermischen, die Tomatenwürfelchen als Garnitur verwenden.

Mayonnaise ohne tierisches Eiweiß
Siehe Rezept Seite 73.

Remouladensauce ohne tierisches Eiweiß
für 4 Personen:
Mayonnaise ohne tierisches Eiweiß (Rezept Seite 73) zubereiten und mit 1 Essl. gehackten Cornichons, einigen Kapern und gehackter Petersilie vermischen. Zum Garnieren Tomatenwürfelchen.

Vinaigrette
für 4 Personen:
2 Essl. Olivenöl
2 Essl. Arachideöl
2 ½ Essl. Zitronensaft
2 Essl. Wasser oder Gemüsebrühe
½ Zwiebel, gehackt
1 Ei, hart gekocht, gehackt
1 – 2 Cornichons, gehackt oder
fein gewiegt
Petersilie oder Schnittlauch
1 Essl. Tomatenwürfelchen
1 Prise Meersalz

Öl, Zitronensft und Gemüsebrühe sämig schwingen, dann die weiteren Zutaten beifügen, gut vermischen.

Belegte Brötchen

Belegte Brötchen sind allgemein beliebt, als Vorspeise oder für ein sommerliches Abendessen, auch als Proviant für Wanderungen und Reisen oder als Mittagsverpflegung im Büro.
Aufstriche und Zutaten lassen sich auf immer neue Weise variieren, es stehen auch verschiedene vollwertige Brotsorten zur Verfügung, teilweise bereits vorgeschnitten.
Die Rezepte sind hier für 4 Personen berechnet.

Grundaufstriche
bei strenger Diätform die Brötchen nur mit Quark bestreichen und mit Rohkost belegen.

Guacamole (Avocadomousse)
2 reife Avocados
Saft von ½ Zitrone
½ kleine Zwiebel, gehackt

2 Knoblauchzehen, durchgepresst
evtl. Meersalz und weißer Pfeffer

Das herausgelöste Fruchtfleisch der Avocados mit dem Zitronensaft im Mixer pürieren. Zwiebel und Knoblauch daruntermischen und mit Meersalz und weißem Pfeffer abschmecken. Evtl. 1 Essl. Soja-Creme (anstelle von Crème fraiche) unterziehen.

Süße Avocadocreme
1 reife Avocado
4 Essl. frisch gepresster Orangensaft
1 Essl. Honig
1 Messerspitze Ingwerpulver

Das herausgelöste Fruchtfleisch der Avocado zu Mus zerdrücken oder mixen und mit den anderen Zutaten vermischen. Sofort servieren.

Tofuaufstrich mit Nüssen
250 g Tofu, püriert
2 feingehackte Frühlingszwiebeln
50 g Nüsse (Haselnüsse, Baumnüsse, Mandeln, Cashews)
evtl. Meersalz und weißer Pfeffer

Die Nüsse im Ofen oder in einer trockenen Pfanne leicht anrösten, abkühlen lassen und mahlen. Mit dem pürierten Tofu und den Zwiebeln vermischen, mit Meersalz und Pfeffer abschmecken.

Quarkaufstrich mit Kräutern
100 g Quark
10 g Butter oder Nussmus
Kelpamare oder Miso
Kümmel oder Schnittlauch oder Kräuter wie Dill, Borretsch, Liebstöckel, Basilikum, Oregano, Pfefferminze usw.

Quark und Pflanzenmargarine schaumig rühren, Gewürze und abwechslungsweise einzelne Kräuter oder eine Mischung davon daruntermischen.

Garnituren
Die bestrichenen Brötchen können auf folgende Arten garniert werden:
mit Karotten- oder Sellerierohkost
mit Tomaten, frischen Gurken, Radieschen, Kresse, Zwiebelringlein, Nüssen, Petersilie, Schnittlauch usw.

Desserts
Diese Rezepte gelten alle für 4 Personen

Desserts sollen sehr zurückhaltend genossen werden. Zum Süßen verwendet man Honig (besonders geeignet ist der Akazienhonig) oder Ahornsirup oder Agavensaft oder den Vollzucker (Succanat, Panela u.ä.), der sich aber wegen seines ausgeprägten Eigengeschmacks nicht für jede Süßspeise eignet. Ganz wegzulassen sind Süßspeisen mit viel Zucker, Eiern und Rahm. Aber es gibt schmackhafte Varianten!

Fruchtsalat
2 Essl. Honig
1 dl Wasser
1 – 2 dl Traubensaft oder Süßmost
1 – 2 Essl. Zitronensaft
600 g Aprikosen oder Pfirsiche
Melonen
Äpfel
Birnen (weiche Sorte)
rote Kirschen, entsteint
alle Beerensorten

Wasser und Honig, Traubensaft und Zitronensaft aufkochen und erkalten lassen. Früchte, je nach Jahreszeit zusammengestellt, in feine Scheiben schneiden und in den Sirup geben.

Gefüllte Melonen
2 kleine Melonen
Fruchtsalat nach obigem Rezept

Die Melonen halbieren, aushöhlen und mit dem Fruchtsalat füllen.

Fruchtgelee
3 dl Wasser oder Traubensaft
1 – 2 Essl. Honig
10 g Agar-Agar, pulverisiert
7 dl Fruchtsaft von Orangen oder Beeren
Agar-Agar ist eine pflanzliche Gallerte, die statt der tierischen Gelatine für Gemüse- und Fruchtköpfchen, Saucen und Puddings verwendet wird.

Wasser mit Honig und Agar-Agar gut zerquirlen und auf kleiner Flamme unter stetigem Rühren erhitzen, bis sich das Agar-Agar ganz aufgelöst hat. Fruchtsaft damit vermischen und sofort in Gläser oder Dessertcoupes anrichten. Nach Belieben mit Sesamrahm (Rezept Seite 75) garnieren.

Apfelmus
800 g Äpfel
2 dl Wasser oder Süßmost
1 – 2 Essl. Honig
Zimt oder Zitronenschale
1 dl Sesamrahm
(Rezept Seite 75)

Äpfel von Stiel und Fliege befreien, in Stücke schneiden, zusammen mit dem Wasser oder Süßmost und dem Honig weich kochen und passieren. Zimt oder Zitronenschale (von ungespritzten Zitronen!) daruntermischen. Zum Verfeinern Sesamrahm zum Apfelmus servieren.

Apfel- oder Birnenkompott
800 g Äpfel oder Birnen
2 – 3 dl Wasser oder Süßmost
1 Essl. Honig
abgeriebene Zitronenschale
(von ungespritzten Zitronen)
oder etwas Zimt

Äpfel oder Birnen schälen, Kerngehäuse entfernen und in Schnitze schneiden. Die Flüssigkeit zum Kochen bringen, Honig und Zitronenschale oder Zimt beifügen und die Äpfel oder Birnen darin weich kochen.

Gefüllte Äpfel I
800 g Äpfel
½ l Wasser oder Süßmost
1 Essl. Honig
¼ Zimtstengel
Quitten-, Himbeer- oder
Johannisbeergelee (Rezept Seite 97)
oder Rosinen und Weinbeeren mit
etwas Honig

Wasser oder Süßmost mit Honig und Zimtstengel zum Kochen bringen. Äpfel schälen, halbieren, aushöhlen, portionenweise in den heißen Saft geben und langsam weich kochen. Mit dem Schaumlöffel herausheben und mit der Schnittfläche nach oben auf einer flachen Platte anrichten. Mit dem gewünschten Gelee oder mit der Rosinen-Weinbeeren-Honigmischung die Äpfel füllen.

Gefüllte Äpfel II
4 große oder 8 kleine Äpfel
4 Essl. Haselnüsse, gemahlen
2 Essl. Korinthen
4 Essl. Sesamrahm (Rezept Seite 75)
1 – 2 Essl. Honig
abgeriebene Zitronenschale
(von ungespritzter Zitrone)
10 g Butter oder Nussmus
1 Essl. Vollzucker
1 – 2 dl Süßmost

Haselnüsse, Korinthen, Sesamrahm, Honig und Zitronenschale vermischen, in die vorbereiteten Äpfel (Kerngehäuse entfernt, Schale eingeritzt) einfüllen und in eine Auflaufform geben. Butter oder Nussmus und Zucker auf die Äpfel verteilen und Süßmost 1 cm hoch dazugießen. 20 – 30 Min. im Ofen backen.

Dörrobst-Salat mit Trauben und Pinienkernen
200 g gedörrte Feigen
200 g Datteln
200 g gedörrte Äpfel
400 g weiße Trauben
Saft von 1 Zitrone

2 Essl. Honig
50 g Pinienkerne

Die Dörrfrüchte zerkleinern, die Hälfte der Trauben halbieren, die andern auspressen. Alle Früchte in eine Schüssel geben. Den Saft der Zitrone und der Trauben mit dem Honig gut mischen, über die Früchte gießen. Vor dem Servieren kühl stellen. Die Pinienkerne trocken rösten und über den Fruchtsalat streuen.

Heitisturm (Heidelbeerbrei)
(leicht stopfend)
1 kg Heidelbeeren
80 – 100 g Fruchtzucker
2 dl Wasser
1 Essl. Mehl
2 Essl. Wasser
30 g Butter oder Nussmus oder Mandelmus
20 g Brotwürfelchen

Die Heidelbeeren waschen, zusammen mit Wasser und Fruchtzucker 5 – 10 Minuten kochen. Das Mehl mit Wasser anrühren, beifügen, aufkochen und anrichten. Die Brotwürfelchen in Butter leicht rösten und darübergeben.

Erdbeer- oder Himbeercreme
300 g Beeren
Vanillecreme
1 – 2 dl Rahm oder Sesamrahm
(Rezept Seite 75)

Eine Vanillecreme nach Rezept Seite 99 zubereiten und mit den gemixten oder passierten Beeren vermischen. Rahm oder Sesamrahm darunter ziehen oder separat dazu servieren.

Zitronencreme
¾ l Milch
1 – 2 Zitronen, ungespritzte
1 Essl. Maizena oder Pfeilwurzmehl
3 Essl. Milch
2 Essl. Honig
Rahm oder Sesamrahm
(Rezept Seite 75) nach Belieben

Die dünn abgeschälte Zitronenschale mit der Milch aufkochen, das mit etwas kalter Milch angerührte Maizena oder Pfeilwurzmehl zugeben und nochmals aufkochen, Honig dazufügen, unter ständigem Schwingen zurück in die Pfanne geben und bis vors Kochen bringen. Die erkaltete Creme absieben und einige Löffel Zitronensaft dazugeben, ebenso Sesamrahm nach Belieben.

Orangencreme
Zubereiten wie Zitronencreme
(siehe Rezept oben)

Orangensulzköpfchen
5 dl Orangensaft
5 g Agar-Agar, pulverisiert
(pflanzliche Gallerte, statt Gelatine)
1 Essl. Fruchtzucker

3 dl Orangensaft, Agar-Agar und Zucker gut zerquirlen und auf kleiner Flamme unter stetigem Rühren erhitzen (nicht kochen), bis sich das Agar-Agar vollständig aufgelöst hat. Restlichen Orangensaft dazugeben und in kalt ausgespülte Förmchen anrichten. Kaltstellen.

Sesamstengelchen
100 g Syramena-Zucker
2 Essl. Honig
100 g Sesam, nicht gemahlen

Syramena-Zucker ist ein heller Vollrohrkristallzucker und in Bioläden erhältlich. Den Zucker in einer trockenen Pfanne erhitzen und rühren, bis ein helles Karamel entstanden ist. Den flüssigen Honig dazugießen und gut vermischen. Sesam hineingeben und nochmals gut mischen. Die Masse in eine Form oder auf ein eingeöltes Brett gießen, leicht abkühlen lassen und in Vierecke oder Rauten schneiden. Erkalten lassen.

Vanillesauce/-creme
1 Vanilleschote
¼ l Wasser
40 g Weizenmehl
3 Essl. Honig
ca. 200 ml Sojamilch

Die Vanilleschote mit spitzem Messer aufschneiden, das Mark herauskratzen und alles mit dem Wasser aufkochen lassen. Das Weizenmehl unter ständigem Rühren in das Vanillewasser geben und zu einem dicken Brei ausquellen lassen. Etwas abkühlen lassen, dann den Honig und die Sojamilch gut darunterrühren. Je nach dem Quantum der Sojamilch entsteht eine Vanillecreme oder eher eine Vanillesauce. Bis zum Servieren kalt stellen.

Mandelmilchsauce
4 dl Milch
50 g Mandeln oder Mandelmus
2 Essl. Honig
1 Essl. Maizena oder Pfeilwurzmehl
2 Essl. Wasser

Milch zusammen mit den geschälten, geriebenen Mandeln (oder dem Mandelmus) und dem Honig aufkochen. Maizena oder Pfeilwurzmehl im kalten Wasser anrühren und in die kochende Milch einrühren. Die fertige Sauce gut mixen.

Hagebuttensauce
70 g Hagebuttenpüree
oder Hagebuttenmark
2 dl Wasser oder Traubensaft
1 – 2 Essl. Honig
evtl. einige Tropfen Zitronensaft

Die Zutaten zusammen aufkochen, den Zitronensaft zuletzt beifügen.

Rotweinsauce
2 dl Wasser
Zitronen- oder Orangenschale
(von ungespritzten Früchten)
1 Zimtstengel
1 Nelke
1 – 2 Essl. Honig
2 dl roter Traubensaft
20 g Mandeln

Wasser, Schale, Gewürze und Honig zusammen einige Min. kochen, dann absieben. Traubensaft dazugeben und erwärmen (nicht kochen). Die geschälten, in Stifte geschnittenen Mandeln beifügen.

Rote Grütze (Kaltschale)
7 dl Johannisbeer-, Himbeer- oder Erdbeersaft
3 dl roter Traubensaft oder Wasser
70 g Grieß
1 Essl. Maizena

Beerensaft und Traubensaft zusammen aufkochen, Grieß und Maizena einrühren und 10 Min. kochen. In ausgespülte Puddingform einfüllen und kalt stellen.
Mit Vanillesauce (Rezept Seite 99) oder Mandelmilchsauce (Rezept Seite 99) servieren.

Rote Grütze dänische Art
1 kg Beeren (Himbeeren, Johannisbeeren, Erdbeeren oder entsteinte Kirschen oder alles gemischt)
1 l Fruchtsaft (z. B. Holunder)
2 Päckchen Agar-Agar
Honig nach Geschmack
½ Teel. Naturvanille
Sesamrahm flüssig (Rezept Seite 75)

Gesäuberte und eventuell zerkleinerte Früchte in eine Schüssel geben, mit Honig und Vanille vermischen. Fruchtsaft mit Agar-Agar nach Vorschrift erhitzen und über die Früchte gießen. Die Grütze erstarren lassen. Dazu den flüssigen Sesamrahm servieren.

Vorschläge von Speisezetteln geordnet nach verschiedenen Konsistenzformen

Über deren Anwendung siehe S. 56 „KOSTFORMEN“ Saft-Form (Kost II)

a) Tagesmenü eines Bettsafttages oder Obstsaft-Fastentages:

a) strenge Form: 600 g Saft.
8 Uhr: 200 g Obstsaft, ungesüßt, frisch aus Grapefruit, Orangen, Mandarinen, Beeren, Pfirsich, Melonen usw. Eventuell mit Getreideschleim gemischt.
12.30 Uhr: 200 g Obstsaft (wie oben) oder 200 g Gemüsesaft, frisch, mit einigen Tropfen Zitronensaft, aus Karotten, Tomaten, Spinat, roten Rüben, gemischt oder rein.
18 Uhr: 200 g Obstsaft wie um 8 Uhr.
Bedingung: strenge Bettruhe, Gewichts- und Urinkontrolle in 24 Stunden. Dauer 1 – 3 Tage, mehr nur unter ärztlicher Aufsicht.
Falls starker Durst besteht oder die Urinmenge nicht genügend ist (unter 800 ccm in 24 Stunden), können zusätzlich 1 – 3 Tassen zu 150 g Hagebuttentee, oder andere Tees, zugeführt werden.

b) gemilderte Form: 800 g Saft.
8 Uhr: 200 g Obstsaft
12 Uhr: 200 g gemischter oder reiner Gemüsesaft
16 Uhr: 200 g Obstsaft (Zusammensetzung wechseln)
20 Uhr: 150 – 200 g Karotten- oder Tomatensaft.
Bedingung: Dauer und Anwendung wie bei der strengen Form a).

b) Tagesmenü eines Vollsafttages:

Frühstück:	200 g Fruchtsaft (Schleim-Rahmzusatz nach Verordnung, Pektin Agar-Agar) 150 g Mandelmilch oder Sojamilch oder Joghurt evtl. 1 Tasse Hagebuttentee mit Honig
Mittagessen:	200 g Fruchtsaft 150 g Mandelmilch oder Sesammilch (Helva oder Joghurt) 150 g Gemüsesaft verschiedener Art oder gemischt aus 2 – 3 Sorten
Nachtessen:	200 g Fruchtsaft 150 g Mandelmilch oder Joghurt

Ist völlige Fettlosigkeit notwendig, so kann der Milchanteil in Form von Buttermilch, Magerjoghurt, Molke verabreicht werden.

Pürierte Form (Kost III)

c) Rohkosttag in pürierter Form

Frühstück:	200 g gemixtes Müesli, oder durch das Sieb getrieben 150 g Fruchtsaft 150 g Mandelmilch 1 Tasse Tee
Mittagessen:	200 g Fruchtsaft 150 g Mandelmilch Gemixtes Rohgemüse von Tomaten, Salat, Karotten
Abendessen:	wie Frühstück

d) Rohkost mit Zulage, püriert

Frühstück:	wie bei c)
Mittagessen:	150 g Fruchtsaft 150 g Mandelmilch 150 g Gemüsesaft oder gemixtes Rohgemüse:

Tomaten,
Kopfsalat, Sellerie
200 g Gemüsebouillon
Kartoffelschnee

Abendessen: s. pürierte Rohkost

e) Übergangskost, püriert

Frühstück: 250 g gemixtes Müesli
150 g Fruchtsaft
1 Tasse Kräutertee, oder Milch, oder Joghurt
1 Darwida und Butter und Honig
oder 1 Knäckebrot oder Vollkornzwieback

Mittagessen: 150 g Fruchtsaft
150 g gemischtes Rohgemüse
gekochte Speisen: Grünkernsuppe, passiert
Lattich, gehackt
Kartoffelschnee

Abendessen: 250 g gemixtes Müesli
Gekochte Speise: Getreidesuppe
Kräutertee

Schonheilkost (Kost IV)

f) Rohkosttag in verfeinerter Form

Frühstück: Müesli, evtl. passiert
150 g Mandelmilch oder Pinienkerne oder fein geriebene Mandeln
150 g Fruchtsaft, evtl. Hagebuttentee

Mittagessen: 150 g Fruchtsaft oder fein zerdrückte Früchte (Beeren, Pfirsiche, Bananen etc.)
Rohgemüse: Rübchen, fein geraffelt, Zucchetti, gewiegt, Kopfsalat, gewiegt
Mandelmilch oder Pinienkerne

Abendessen: wie Frühstück.

g) Rohkost mit Zulage in verfeinerter Form

Frühstück: wie bei f)

Mittagessen: 150 g Fruchtsaft oder fein zerdrückte Früchte
Rohgemüse: Rettich, fein geraffelt
Gekochte Speisen: Spinat, fein gewiegt, Tomaten, fein gewiegt
200 g Gemüsebouillon
Bouillonkartoffeln

Abendessen: s. Rohkost in verfeinerter Form (+ evtl. 1 Stück Knäckebrot D)
Gekochte Speisen: Spinat, fein

h) Übergangskost in verfeinerter Form

Frühstück: 250 g Müesli

Mittagessen: 150 g Fruchtsaft oder fein zerdrückte Früchte
Rohgemüse: Schwarzwurzeln, fein geraffelt, Endivien, fein gewiegt, Tomaten, fein gewiegt
Gekochte Speisen: Kartoffelsuppe, passiert
Fenchel, fein gehackt
Risotto.

Abendessen: 150 g Fruchtsaft
1 Tasse Kräutertee, oder Milch, oder Joghurt
1 Knäckebrot D + Butter

Schutzkost in verschiedenen Typen (Kost V):
Früchtefasten – Rohkost – Zulagen-Rohkost – Übergangskost

1) Früchtefasten

Früchtefasten kann den Bettsafttag, d.h. die strenge Form des Obstsaft-Fastentages ersetzen, z. B. wenn statt Schonung durch Zellulosefreiheit vor allem Stoffwechsel-Umstimmung und eine Anregung

des Darmes durch Zellulosegehalt erwünscht ist. Das Sättigungsgefühl danach ist stärker, daher ist das Früchtefasten tageweise auch ohne völlige Ruhe möglich und kann länger durchgeführt werden. Die Wirkung des Säftefastens ist jedoch intensiver.
Früchtefasten ist angezeigt bei Darmträgheit (Apfel-, Bananen- oder Heidelbeertag), Stauung im Unterleib. Dauer 1 – 5 Tage, länger wenn ärztlich verordnet, auch zur Gewichtsreduktion.

Tagesmenü: 2-mal 200 – 250 g gewaschenes, frisches, ganz reifes und ungesüßtes Obst.

Besonderheiten:
Apfeltag: 5- bis 6-mal 1 großer Apfel, fein gerieben, bei akutem Magendarmkatarrh mit Durchfall.

Erdbeertag: 3- bis 4-mal 200 – 250 g sehr reife Erdbeeren, ungesüßt.

Heidelbeertag: 3-mal 200 – 250 g Heidelbeeren. Leicht stopfend, desinfizierend.

Brombeertag: 3-mal 200 – 250 – 300 g Brombeeren. Besonders naturzuckerhaltig, Vitamin-C-reich, leicht verdaulich und nahrhaft.

Johannisbeertag: 3-mal 200 – 250 g, ¾ rote und gelbe, ⅓ schwarze Johannisbeeren. Vitamin-C-reich. Besonders erfrischend und durststillend bei Leberpatienten.

Kakitag: 2 kleine oder 1 große Kakifrucht 4-mal täglich. Vitamin-C- und -B-reich, sehr nahrhaft.

Traubentag (altbewährte Traubenkur): 750 – 1000 g Trauben auf 4- bis 5-mal pro Tag verteilt, ganze Frucht essen, gut waschen und desinfizieren von Spritzresten. Vitaminarm, jedoch besonders nahrhaft durch den hohen, leicht aufnehmbaren Fruchtzuckergehalt. Leberschutz!
Darmanregend durch Kerne. Dauer 1 – 2 Wochen. Mehr wenn ärztlich verordnet (bis 6 Wochen).

Feigentag: 3-mal 200 g. Darmanregend, nahrhaft, höchstens 1 Tag.

k) Rohkosttag in normaler Form

Frühstück:	Müesli Früchte (alle Früchte außer Aprikosen und Zwetschgen) Pinienkerne, Haselnüsse, Mandeln
Mittagessen:	Früchte Rohgemüse: Blumenkohl, Tomaten, Lattich Pinienkerne, Haselnüsse, Mandeln
Abendessen:	wie Frühstück.

l) Rohkost mit Zulage

Frühstück:	wie bei k)
Mittagessen:	Früchte Rohgemüse: chinesischer Kohl, Randen Mandeln, Haselnüsse Gekochte Speisen: Zucchetti 200 g Gemüsebouillon, Backkartoffeln
Abendessen:	s. Rohkost in normaler Form (+ evtl. 1 Knäckebrot oder Darwida)

m) Übergangskost in normaler Form

Frühstück:	wie bei k)
Mittagessen:	Früchte Rohgemüse: Kresse, Gurken, Rübchen Gekochte Speisen: Gemüsebouillon Reisauflauf mit Tomaten.
Abendessen:	Früchte 1 Tasse Kräutertee, oder Milch, oder Joghurt

1 Stück Vollkornbrot
mit Butter

Speisezettel für 1 Woche Dauerdiät

1. Tag:

Frühstück: 250 g Müesli
1 – 2 Stück Vollkornbrot
ca. 10 g Butter
evtl. Honig oder Quark
Früchte
Kräutertee

Mittagessen: Früchte
Rohgemüse: Sellerie, Löwenzahn, Kopfsalat
Gekochte Speisen:
Randengemüse
Quarkkartoffeln
Birnenkompott

Abendessen: Joghurt mit Fruchtsalat
oder Müesli
belegte Brötchen
oder Vollreis und Kopfsalat oder Schrotbrei mit Rahm

Frühstück und Abendessen der folgenden Tage wie am 1. Tag.

2. Tag:

Mittagessen: Früchte
Rohgemüse: Schwarzwurzeln, Cicorino, Endivien
Gekochte Speisen:
Reiscremesuppe
Halbierte Tomaten mit Rührei
Hirsotto

3. Tag:

Mittagessen: Früchte
Rohgemüse: Randen, Weißkabis, Kopfsalat
Gekochte Speisen:
Artischoken mit Buttersauce
Krautstiele mit Tomaten
Kartoffelpüree

4. Tag:

Mittagessen: Früchte
Rohgemüse: Blumenkohl, Tomaten, Kopfsalat
Gekochte Speisen:
Rübchen
Spinatknöpfli
Erdbeerkaltschale

5. Tag:

Mittagessen: Früchte
Rohgemüse: Rettich, Spinat, Kopfsalat
Gekochte Speisen:
Tomatensuppe Kefen
Rahmkartoffeln

6. Tag:

Mittagessen: Früchte
Rohgemüse: Fenchel, Rübchen, Kopfsalat
Gekochte Speisen:
Lattich
Ris créol
Junket mit Himbeeren

7. Tag:

Mittagessen: Früchte
Rohgemüse: Kohlrabi, Tomaten, Kopfsalat
Gekochte Speisen:
Zucchetti
Polenta
Apfelcreme

Zusammenfassung der Lebensmittel für Heildiät von Verdauungsleiden*

1. Entzündungshemmend und beruhigend bei Überreizung von Magen und Darm (s. Kost II – A):
Vollgetreideschleime pur oder zu Frischsäften gemischt, **Agar-Agar**, **Pektin, Gerste, Vollreis.** Speziell zu erwähnen ist der **Vollweizengel** (Dr. Kousas), der, aus vollwertigem Weizen zu „Gel“ präpariert, eine ausgezeichnete Nahrungs- und Beruhigungswirkung auf Magen-Darmschleimhäute ausübt. Zusammen mit zerkleinerten Früchten oder Fruchtsäften oder Rohgemüse (-Säften) und Gewürzen sowie Sauermilch, stellt dies Gel eine vollwertige Schonkost dar im Gegensatz zur altmodischen Weißmehl-Brei-Schonkost. Sie wirkt zugleich entschlackend, entwässernd, blähungshemmend. Die Gelnahrung, kombiniert mit der erwähnten Frischkost, kann als einwöchige Kur je 4- bis 5-mal täglich 50 g (1 Min. mit Wasser gekocht) genommen werden. Bei Herter (Zöliakie) ist sie aber nicht angezeigt. **Heilerde (Lehm** innerlich)* zwischen den Mahlzeiten mit Wasser oder beruhigenden Kräuterteearten. **Kartoffelsaft, Kohlsaft, Vorzugsmilch** schluckweise. Erstklassiger **Frischrahm**, **Käse** mager, salzlos. **Molkenkäse,** frische nicht saure Buttermilch, Molke, Junket, Kamillentee!

2. Appetitanregung, Belebung der Verdauungssäfte (s. 112 u. Kost II – C S. 59):
Hefeprodukte, Pflanzenwürze, Meersalz statt Kochsalz, **Sojawürze. Gemüsebouillon** (vegetabile Bouillonwürfel), **Kräuterquark** und -Käse. **Gewürzkräuter:** Majoran, Estragon, Dill, Anis. **Bittergemüse:** Cardon, Chicoree. **Rohgemüsesäfte mit Kräutern** gewürzt, bei Berufstätigen und bei Fehlen von Saftmaschinen: Naturreine Pflanzensäfte in Flaschen. **Sauerteigbrote, Körner, Flocken, Nüsse, Rosinen, Beeren, Zitrusfrüchte, saure Apfel, Bittertee, Tausendgüldenkrauttee.**

3. Darmanregend bei Verstopfung (siehe S. 112):
Vollgetreidegerichte wie Schrotbrei, gekeimte Körner, Vollbrot und Weizengel. **Getreideschleime** mit leicht abführender Wirkung wie **Leinsamen** gemahlen oder ganz (mit Wasser zu Schleim gekocht), **Flohsamen** (Psyllium) eingeweicht, **Frischobst, Frischgemüse** (grünes!), **Dörrobst** (besonders Feigen, Zwetschgen, Birnen), **Rhabarber, Joghurt, Sauermilch, Molke** (Schotte), **Sauerkraut** oder Sauerkrautwasser, **Sauerteigbrote.**

4. Stopfende Wirkung bei Durchfall (siehe Kost II – C):
Apfel, Banane, Heidelbeersaft frisch, Heidelbeeren gedörrt, **Heilerde** (Lehm), **Johannisbrotmehl, Reisschleim,** -mehl, **trockener Reis, Tormentill**-Tee, **Brombeerblättertee.**

5. Blähungshemmend (siehe S. 112):
Heilerde, Joghurt, Buttermilch, Molke, Blähungstee (Fenchel, Kümmel, Anis). **Leinsamenschleim, Vollweizengel. Moortrinkkur.** Man vermeide: Kohlsorten gekocht (stattdessen roh oder als Saft), Zuckerwaren und Süßmilch!

---

* Die Kräuterteesorten für den Magendarm-Patienten sind ausführlich im Kapitel „Kostformen“ und im Rezeptteil erwähnt. Oder Moortrinkkur

6. Aufbaunahrung (Rekonvaleszenz): Mineralstoffe, Wirkstoffe, Vitamine: Meersalz, Vollgetreide, alle Frischgemüse (Saft oder ganz) und Früchte, Sanddorn-Vollfrucht, Wildkräuterextrakte (Brennnessel, Birke, Brunnenkresse usw.), Getreidekeime.

Vollwertige Zucker und Stärke: Vollgetreidemehl, Flocken, Schrot, Brot, Weizenkeime oder selbstgekeimter Weizen, Vollkornzwiebacke, Pumpernickel, Knäckebrot, Darwida, Sauerteigbrot, Lavulosesirup, Honig, Obstkonzentrate, naturtrübe Obstsäfte, Traubensaft, Rohstaubzucker (von Zuckerrohr), alle süßen Obstsorten, Karotten, rote Rüben.

Vollwertiges Fett: Kaltgepresstes Sonnenblumen-, Lein-, Mohnöl, Keimdiätöl, erstklassig, ungefärbt! Frischbutter und Rahm, ungehärtete Pflanzenfette als Brotaufstrich. Pinienkerne, Mandeln, Paranüsse und andere Nusssorten. Sesamprodukte.

Vollwertiges Eiweiß (lactovegetabil): Sojaprodukte (Brotaufstrich, Mehl, Flocken), Mandel- und Haselnussprodukte (Püree, Milch, Brotaufstriche), Sesamprodukte. Sauermilch, Buttermilch, Joghurt. Molke. Junket, Magermilch, Vorzugsmilch. Mager- und Vollquark mit Kräuter-, Salz-, Honigzusatz. Weichkäse. Salzloser Käse. Molkenkäse. Rohes, frisches Ei mit Obstsaft geschlagen oder in Suppe. (Diättabelle siehe Seite 110)

Indikationen zu allgemeinen Anwendungen bei Magen-Darm-Krankheit

Magenübersäuerung	Kalte Bauchwaschung abends, oder morgens oder auch in der Nacht, Dampfkompresse über der Leber oder dem Magen
Blähung	Bauchwaschung, Dampfkompresse, wechselwarme Fußbäder, Sitzbäder, heiße Prießnitz Leibwickel, kalte Leibwaschung, Leibwickel, kaltes Halbbad, Wechselfußbad, Unterleibswaschung
Verdauungsstörung	Schenkelguss, Unterleibsguss, Kuhnsches Reibsitzbad (Mastdarm), kaltes Halbbad, Leibwaschung, Weichselfußbad, Unterleibswaschung, Dampfkompressen nach Kneipp
Anregung des gesamten Verdauungssystems	Der Leibwickel (Rumpfwinkel) nach Kuhne und Prießnitz
Koliken	Ganzwaschung, Dampfkompresse nach Kneipp
Verstopfung	Unterkörperwaschung, Dampfkompresse nach Kneipp

Bäder

Reibesitzbad nach Kuhne

Indikationen:
Erkrankungen und Schwäche der Beckenorgane (Blase, Geschlechtsorgane, Frauenleiden, Prostataleiden, Störungen des Mastdarmes)

Vorerst setzt man sich in ein heißes Halbbad, wobei man die Unterschenkel auf einen in die Badewanne gestellten Hocker legt, so dass man nur mit dem Becken im warmen Bad sitzt.
Danach entleert man die Badewanne, setzt sich auf den Hocker, stellt vor sich einen Eimer mit kaltem Wasser und beklatscht sich mit einem immer wieder darin eingetauchten kalten Badetuch die Innenseite der Oberschenkel und den Damm.
Dabei beginnt man oberhalb der Knie und beklatscht sich, aufwärts gehend, die Schenkel und zuletzt den Damm. Dabei kommt es zu einer kräftigen Rötung der Haut und zu angenehmer innerer Durchwärmung.
Dann legt man sich warm eingehüllt ins Bett.

Wechselwarmes Fußbad

Indikationen:
Gallenwegsentzündungen, Gelbsucht, kalte Füße, Schlafstörungen, Blähungen.

Man stellt zwei große Eimer nebeneinander, füllt den einen mit sehr warmem, den anderen mit sehr kaltem Wasser und setzt sich davor.
Zuerst taucht man die Füße und Unterschenkel während 5 Minuten ins warme Wasser, dann während 10–15 Sekunden ins kalte Wasser. Sofort warme Strümpfe anziehen, warm zugedeckt nachruhen.

Kaltes Halbbad
(nach Winternitz, Kuhne, Kneipp)

Indikationen:
Gallensteinleiden, Schlafstörungen, Verdauungsstörungen, Blähungen, Verstopfung.

Nach gründlicher Durchwärmung steigt man langsam in die Badewanne und sitzt ins kalte Wasser, das bis zum Nabel reichen soll. Tief einatmen! Man bleibt während 6–10 Sekunden (später langsam steigern bis zu 1 Minute) im kalten Wasser, trocknet sich sofort kräftig ab und legt sich warm eingehüllt zur Ruhe. Nach Prof. Winternitz bewirkt dieses Bad, ergänzt durch einen **bewegten** kalten Guss des Bauches, eine Verbesserung des Pfortaderkreislaufs.

Waschungen

Kalte Bauchwaschung

Indikationen:
Blähungen, Verdauungsstörungen

Man legt sich ins Bett und reibt sich mit kaltem Waschlappen oder der kaltnassen Hand den Bauch, im Uhrzeigersinn drehend während 2–3 Minuten.
Nachruhen warm zugedeckt

Ganzwaschung

Indikationen:
Abwehrsteigerung, Regulationsschwäche des Kreislaufs und des Wärmehaushaltes, zur Förderung der Hautdurchblutung und Anregung der inneren Organe. Chronische rheumatische Erkrankungen, Nervosität, Schlafstörungen.
Bei Gallenwegsentzündung oder Gelbsucht empfiehlt sich ein Essigzusatz (Erweiterung der Hautgefäße) mit 1 Teil Essig auf zwei Teile Wasser, nach Dr. Spengler.

Vorgehen:
Mit kaltem Wasser rechten Arm von außen nach innen bis in die Achselhöhle, dasselbe links, dann Hals, Brust, Leib, Rücken, rechtes Bein außen-innen, dann hinten vom Gesäß hinab, dasselbe links, zum Schluss beide Fußsohlen nacheinander.
Dieses Waschung soll zügig erfolgen, wobei man das Tuch immer wieder ins kühle Wasser tauchen soll. Nicht sofort abtrocknen (Verdunstungskälte). Dann kräftig abtrocknen und warm zugedeckt nachruhen.

Leibwaschung

Indikationen:
Verdauungsstörungen, Darmträgheit, Blähungen, Einschlafstörung.
Vorsicht: bei Blaseninfektion ist das Überwärmungsbad stattdessen angezeigt.
Man soll vorher gut durchwärmt sein.

Man stellt ein Becken mit kaltem Wasser und einen Frotteewaschlappen bereit. Mit dem feuchten Lappen beginnt man in der Blinddarmgegend und geht rechts drehend kreisförmig bis unter die Brust, 20–40-mal. Das Tuch immer mehrmals neu anfeuchten. Danach warm zugedeckt nachruhen.

Unterleibswaschung

Indikation:
Darmträgheit, Blähungen

Vorsicht: bei Harnwegsinfektionen soll stattdessen das Überwärmungsbad durchgeführt werden.

Man geht genau gleich vor wie bei der Ganzkörperwaschung, wäscht aber nur den Unterleib.
Nachruhen warm zugedeckt

Bauchwaschung

Indikationen
Blähungen, Verdauungsstörungen

Gut vorgewärmt legt man sich auf das Bett und wäscht sich mit einem in kaltes Wasser getauchten Waschlappen kreisförmig im Uhrzeigersinn den Bauch

ca. 50-mal. Immer wieder taucht man den Waschlappen ins kalte Wasser.
Danach warm zugedeckt nachruhen.

Kalte Güsse (Kneipp, Winternitz)

Schenkelguss

Indikationen:
Regulationsstörung des Kreislaufs oder orthostatische Kreislaufschwäche, Venenleiden, Einschlafstörungen, Verdauungsstörungen.

Man geht genau gleich vor wie beim Vollguss, jedoch behandelt man nur die Beine: Dafür schließt man den Guss auf beiden Seiten mit der Fußsohle ab.
Der gut durchwärmte Patient steht mit dem Rücken zum Wasserstrahl in der Wanne oder Dusche. Der Helfende begießt ihn mit schwachem, breitem Wasserstrahl, beginnt am rechten Fußrücken, geht dann an der Außenseite des Beines zügig hinauf bis ans Gesäß und an der Innenseite wieder hinunter bis zur Ferse. Dann begieße man in derselben Weise das linke Bein. Den Guss schließt man auf beiden Seiten mit der Fußsohle ab.

Unterleibsguss nach Winternitz

Indikationen:
Verdauungsstörungen, Unterleibsstörungen, Störungen der Prostata.

Er bedeutet eine Steigerung und Ausdehnung des Reizes des Schenkelgusses. Er wird aber genau wie dieser ausgeführt, nur mit etwas längerem Begießen der Innenseite der Oberschenkel und einem Verweilen von ca. 8 Sekunden auf dem Unterleib.
Die allgemeine vorherige Durchwärmung ist hier besonders wichtig. Auch soll man sich danach hinlegen und warm einhüllen. In wunderbarer Weise regt er die Beckenorgane an.

Wickel

Leibwickel, (Rumpfwickel) nach Kuhne und Prießnitz

Indikation:
Anregung des gesamten Verdauungssystems und der Leber bei Leberkrankheiten, Stoffwechselstörungen, Verdauungsstörungen, Blähungen, Verstopfung, Schlafstörungen, Wechseljahrbeschwerden, Nervosität.

Zuerst lege man eine Wolldecke auf das Bett die vom Hals bis zu den Füßen reichen soll. Darüber breitet man quer ein 1 m breites Gummi- oder Plastiktuch aus. Jetzt faltet man ein Leintuch so, dass es 1 × 2 m misst und lege es quer über die Wolldecke. Es dient als Hülle für den Wickel. Es soll von den Achselhöhlen bis zu den Knien reichen. Sind die Decken nicht vorgewärmt (Tumbler), so lege sich der Kranke darauf und schlage sie zur Erwärmung um sich, bis sie warm werden. Jetzt schlage man die Decke wieder auf. Der Kranke setzt sich auf oder steigt kurz aus dem Bett.
Das eigentliche Wickeltuch soll ca. 160–180 cm groß sein (Leinen eignet sich besser als Baumwolle. Es wird auf 80 cm gefaltet und in kaltes Wasser getaucht, kurz ausgewrungen und rasch in der Mitte quer über die Baumwolldecke ausgebreitet. Sofort legt sich der Kranke darüber, so dass das Tuch von den Achselhöhlen bis zu den Leisten reicht. Die Beine lege man aneinander und die Arme werden hoch gehalten. Einatmen und den Atem kurz anhalten (so wird der Kältereiz wohltuend). Unverzüglich schlägt man das Wickeltuch und gleich danach das trockene Baumwolltuch faltenlos eng um den Kranken. Die Arme an die Seiten legen. Jetzt wird der Patient mit der Wolldecke von den Achselhöhlen bis zu den Füßen eng umhüllt und warm zugedeckt. Die ganze Prozedur muss rasch und zügig durchgeführt werden.

Bei geöffnetem Fenster lässt man ihn 1 ½ bis 3 Stunden ruhen. Schläft er dabei ein, kann der Wickel auch viel länger liegen bleiben, längstens aber, bis er heiß und trocken ist.

Kompressen und Auflagen

Dampfkompresse nach Kneipp

Indikationen:
Sie wirkt muskelrelaxierend. Koliken und Krämpfe innerer Organe, Anwendung bei Blähungen, Leber-Gallenschmerzen, Verdauungsstörungen oder Verspannungszustände der Muskulatur.

Vorgehen:
Ein gefaltetes Leinentuch geeigneter Größe wird in kochendes Wasser getaucht (Vorsicht, Verbrennungsgefahr). Das Tuch wird mittels eines Bestecks aus dem Wasser genommen, in ein Frottiertuch gelegt, hierin ausgewrungen und in ein Flanelltuch eingeschlagen, so dass eine Kompresse entsteht. Diese wird, sobald sie auf dem Oberarm nicht mehr als zu heiß empfunden wird, auf die zu behandelnde Stelle aufgelegt und mit elastischer Binde umwickelt. Sobald die Kompresse abgekühlt ist, wird sie entfernt. Danach ist mindestens eine Stunde Bettruhe nötig.

Massagen

Die Bauchmassage nach Winternitz

Indikationen
Verstopfung bei Darmträgheit, Blähungen.

Der Patient liegt entspannt auf dem Rücken oder auf der linken Seite. Man beginnt im rechten Unterbauch und setzt die Massage im Uhrzeigersinn entlang des Verlaufs des Dickdarmes fort, bis in den linken Unterbauch. Dabei greift man mit beiden Händen sanft aber tief in die Bauchwand hinein und bewegt das so umfasste Gewebe sanft rüttelnd und schaukelnd.

Diättabelle für Magen-Darmkranke

I. **Tee-Fasten (zu S. 56)**
150 g – 1000 g Kräutertee (5 – 6 Gläser à 150 g). Teesorten: Kamille – Lindenblüte – Pfefferminz – Hagebutte – Heidelbeer – Brombeerblätter – Erdbeerblätter – Leinsamen – Tormentill – Wermut-Tee, gemischte Kräutertees: Blähungstee, Bittertee. (Zubereitung und Anwendung der verschiedenen Teesorten siehe Rezepte Seite 67) Bei Teefasten Bettruhe bei gleichmässiger Wärme, bis akute Beschwerden vorüber. – Dauer: Nach ärztlicher Vorschrift

	II. Saftförmige Kost (zu S. 56)	**III. Breiförmige Kost (zu S. 60)**	**IV. Schonheilkost Rekovaleszenz (zu S. 62)**	**V. Schutz-Heilkost Krankheits-Verhütung (zu S. 63)**
Obst	Alle frischen Obstsäfte (rein oder gemischt m. Rahm od. ⅓ Getreideschleim od. in Mandelmilch, in Banane oder in Apfel geschlagen oder in Pektin-Agar-Köpfchen	II, III + Trauben (gut gewaschen), Birchermüesli (normal), II + alle Obstsorten als Frischbreie gemixt, nach individuellem Bedarf sorgfältig gewähltes, hochwertiges, biologisch gezüchtetes reifes Obst (vorsicht Pestizide!), Birchermüesli, gemixt; Gekocht: Kompotte (passiert, wenig gesüßt)	II, III + Trauben (gut gewaschen), Birchermüesli (normal od. mit Joghurt od. Rahm)	I, II, III + alles reife Frischobst (gut kauen), gekochte Kompotte als Ausnahme
Gemüse	Roh, Säfte aus allen Sorten (gem. m. Rahm oder Schleim ⅓ oder natur in Saftpresse oder Zentrifuge); Gekocht: Selbst hergestellte (Natur-) Gemüsebouillon	II + Rohgemüse (gemixt = Püree), alle Arten gekochte Gemüse (passiert), zuerst keine Kohlarten, später erlaubt	II, III + Rohgemüse (fein gehackt mit Öl, Zitrone, Rahm, Kräutern); Gekocht: gedämpft, alle Arten, Auswahl nach Verträglichkeit	II, III, IV + alle Gemüse (roh und gekocht, gut kauen, Qualität: möglichst biologisch gezüchtet, gut gereinigt, kein Wasser abgießen, nicht aufwärmen), Frischbutter oder Öl (zum Dämpfen oder frisch zum Anrichten)
Zuckerstoff	Honig (gelöst in Tee und Säften), Rohstaubzucker (gelöst), Obstkonzentrate (gelöst)	Wie II (in Obstbrei und Müesli gemischt)	Wie II + Obstkonzentrate, gewöhnlicher Rohzucker	Wie IV, Weißzucker als Ausnahme, Schokolade und Bonbons ganz meiden

	II. Saftförmige Kost (zu S. 56)	**III. Breiförmige Kost (zu S. 60)**	**IV. Schonheilkost Rekovaleszenz (zu S. 62)**	**V. Schutz-Heilkost Krankheits-Verhütung (zu S. 63)**
Stärkestoffe (Getreide, Kartoffeln)	Getreideschleime (Leinsamen, Gerste, Hafer, Reis, Weizen, ⅓ zu Säften gemischt, od. rein)*, Weizengel (Korn), (Gastrikur)	Vollgetreideflocken in Müesli oder Milch, Getreidesuppen, Getreidegrütze, -breie, Knäckebrot D (gut gekaut)*, Kartoffelstock, -schnee	Knäckebrot H, D, Pumpernickel, Darwida, Vollbrote, Weizenkeime (Körner, gekeimt), Reis, Mais, Hirse, Vollgetreideschrote u. grützen*, alle Kartoffelspeisen	Vollkornbrot, Schrotbrei, gekeimter Weizen, alle Getreidespeisen, Vollmehle, Vollmehl-Teigwaren*
Fette	Pflanzenöle (kaltgepresst), Lein-, Sonnenblumen, Olivenöl), Rahm (frisch, mäßig in Menge!)	Wie II, Butter, Nussbutter, Edelmargarine (mäßig in Menge)	Wie II + III	Wie II + III, dazu selten Brat-, Backwaren, erhitzte Fette (keine gehärteten Fette)
Eiweiße	Pflanzlich: Mandel-, Soja-, Sesammilch, Rohgemüsesäfte; Tierisch: Milch, Joghurt, Biojoghurt, Buttermilch, Molke, Eigelb geschlagen (ab und zu)	II + pflanzl.: für Crème, Brotaufstrich, Flocken, Milch: Haselnussmus und Mandelpüree, Sesam, Soja; Tierisch: Quark, Milchbreie und -Shakes, Quark-Crèmen, Junket	II, III + alle Milcharten (pflanzl. und tierisch), Voll-Getreide*, selten Eierspeisen, Käse (ganz mild)	Wie IV + Quark-Obstcrème, Käse (verschied. Sorten, mild), Kräuterquark, Eier (2 pro Woche), Fleisch (bis 2-mal wöchentl., wenn gewünscht)
Getränke	Frisch-, Obst- und Gemüsesäfte, Gemüsebouillon (natur), alle Milchsorten (Mandel-, Soja-, Sesammilch), Kräutertees (s. Rezepte), nach individuellem Bedarf Obstkonzentrate (verdünnt), Mineralwasser (ohne Kohlsäure)	Wie II	Wie II, dazu Süßmost, sterile Traubensäfte, tiefgekühlte Säfte (nicht eiskalt – langsam trinken)	Wie II – IV keinen Alkohol, keinen Kaffee, keinen Schwarztee
Gewürze	Meersalz in Gemüse-Bouillon und Schleimen	Wie II, evtl. milde Gewürzkräuter	Wie II + frische Küchenkräuter (Rosmarin, Thymian, Dill, Liebstöckel, Majoran, Estragon, Melisse), Gemüse- u. Hefeextrakte	Wie IV, nach persönlichem Geschmack auch etwas Muskat, etwas Paprika (milde würzen)

* Bei Herterpatienten keine glutenhaltigen Getreide verwenden (Weizen, Roggen).

Es wirken im Speziellen:

	Magensäfteanregend, Appetitanregend	**Magensäfteberuhigend**	**Darmanregend (gegen Verstopfung)**	**Darmberuhigend (gegen Durchfall und Blähungen)**
Obst	Zitrusfrüchte, reife, nicht zu süße Trauben, alle Beeren, Melonen, süße, reife Pfirsiche, Pflaumen, Kirschen	Apfel, Banane, Säfte in ⅓ Schleim oder Pektin-Agarköpfchen, Traubensaft (süß, mild)	Citrusfrüchte, Beeren, Trauben, Rhabarber, Steinobst (reif), Dörrobst (Feigen, Zwetschgen)	Heidelbeer-Kompott (getrocknete und frische Heidelbeeren), Heidelbeerensaft oder -Tee, Erdbeere, Cassis, Apfel (gerieben), Banane
Gemüse	Alle Rohgemüse (gut gekaut), besonders Spinat, Kresse, Sauerkraut (roh und gekocht)	Rohsäfte + Rahm 1 Essl. + Schleim ⅓ + Kart.-Saft (roh); Gemixt oder in Saft: besonders Karotten, Randen und Kohl	Alle Rohgemüse, Kochgemüse (gut gekaut)	Rohgemüse als Saft (ohne Spinat und Kohlsorten), Kochgemüse (püriert, ohne Spinat)
Zuckerstoffe	Honig, Obstkonzentrate und Stevia	–	Honig und Obstkonzentrate, Stevia, Roh- und Rohrzucker	–
Stärkestoffe (Getreide, Kartoffeln)	Vollgetreide (gekeimt), Körner, Schrot, Grütze, Vollkornbrote, (Sauerteig), Schalen- und Backkartoffeln	Reis-Gersten-Hafer-Schleim (passiert, salzl.), Weizenengel (Kousa), Getreideflocken- und Vollmehlbreie (mit Milch oder Wasser), (Gastrikur), Knäckebrot D, Kartoffelschnee und -Säfte (roh)	Vollgetreide (gekeimt), Vollkornbrote, Schrot, Grütze, Leinsamenschrot und -Schleim, Schalen- und Backkartoffeln	Wie unter „Magensäfteberuhigend"
Fette	Pflanzenöle (kalt gepresst, kleine Menge!)	Kleine Menge!: Mandelmilch, Rahm, Pflanzenöl	Wie unter „Magensäfteanregend"	Wie unter „Magensäfteberuhigend"
Eiweiße	Joghurt, Biojoghurt, Fruchtmilch (kalt, gemixt), Sauermilch, Kräuterkäse und -Quark, Kümmelkäse u. ä. m.	Süßmilch, Vorzugsmilch, Mandelmilch, Junket, Quark (natur), milder Weichkäse (Gervais, Petit-Suisse, Gala …)	Wie unter „Magensaftanregend"	Wie unter „Magensaftberuhigend"
Getränke	Bittertee, Pfefferminztee, Tausendgulden-Krauttee, Hagebuttentee, Gemüsebouillon, Frischsäfte, Süßmost und Traubensaft (sterilisiert), Joghurt, Buttermilch, Wachholdersaft, (sterilis. löffelweise)	Salzlos, natur, ohne Gewürze	Faulbaumrinde (Cascara Sagrada, als Gewürz oder Tee, kleine Dosen), Flohsamen (Psyllium), Meersalz	Brombeerblättertee, Heidelbeeren (getrock., Abkochung), Tormentilltee, Melissentee, Kamillentee, Orangenblütee, Pfefferminztee, „Blähungstee" (aus Kümmel – Fenchel – Anis)

	Magensäfteanregend, Appetitanregend	**Magensäfte-beruhigend**	**Darmanregend (gegen Verstopfung)**	**Darmberuhigend (gegen Durchfall und Blähungen)**
Gewürze	Salzlos, natur, ohne Gewürze	Faulbaumrinde (Cascara Sagrada, als Gewürz od. Tee, kleine Dosen), Flohsamen (Psyllium), Meersalz	–	Gedörrte Heidelbeeren (gut gekaut)

Literaturverzeichnis

1 Bircher A.: Bircher-Benner Handbuch für Leber- und Darmkrankheiten, Edition Bircher-Benner, Braunwald, 32. Auflage Seite 11 ISBN 9 782 970 072 225

2 Sonnenburg J. L. et al.: Getting a grip on thongs: how do communities of bacterial symbionts become established in our intestine? In: Nat Immunol.5, r. 6, 20 014 S. 568 – 573. PMID 15 164 016.

3 Wilson M.: Microbial Inhabitants of Humans. Their Ecology and Role in Health and Disease. Cambridge University Press, Cambridge, 2005, ISBN 0-521-84 158-5.

4 Eckburg P. B. et al.: The role of microbes in Crohn's disease. In: Clin. Infekt. Dis. 2007; 44: 256 – 262.

5 Vieira L. Q. et al. : Parasitic infections in germfree animals. Braz J Med Biol Res, January 1998, Columne 31(1)105 – 110

6 Rakoff-Nahoum S. et al.: intestinal-flora and Immune-system. Cell-Biology 2004: 118: 229 – 241

7 Chung H. et al.: immune maturation depends on colonization with a host-specific microbiota. In: Cell Band 149, Number 7, Juin 2012, S. 1578 – 1593, ISSN 1097 – 4172doi: 10.1016/j. cel I 2012.04.037 PMID 22 726 443. PMC 342 780

8 Wolin M. J. et al. : Carbohydrate fermentation in Human intestinal microflora in health and disease. Hentges D. J. (Ed.) A cademic Press Inf., New York, USA 1983

9 Ley R. A. et al.: An obesity associated gut microbiome with increased capacity for energy harvest In: Nature. 2006 Dec 21; 444(7122): 10 27 – 31

10 Bäckhed F. et al.: Mechanisms underlying the resistance to diet-induced obesity in germ-free mice. Proc Natl Acad Sci U S A. 2007 Jan 16; 104 (3): 979.84. Epub 2007 Jan 8

11 Bäckhed F. et al.: The gut microbiota as an environmental factor that regulates fat storage. Proc Natl Acad Sci U S A. 2004 Nov 2; 101(44): 15 718 – 23. Epub 2004 Oct 25

12 Barrett N. R.: The lower esophagus lined by columnar epithelium. In: Surgery 1957; 41: 881 – 894 PMID13442856

13 Cook M. B. et al.: A systematic review and meta-analysis of the sex ration for Barrett's esophagus, erosive reflux disease, and non-erosive reflux disease. In: Am J Epidemiol 2005 Dec 1; 162 (11): 1050 – 61 PMID16221805

14 Ronkainen J. et al.: Prevalence of Barrett's esophagus in the general population: an endoscopic study, In: Gastroenterology, 2005 Dec: 129(6): 1852 – 31 PMID16344051

15 Sharma P. et al.: Relative risk of dysplasia for patients with intestinal metaplasia in the distal esophagus and in the gastric cardia. In: Gut 2000; 46: 9 – 13. 8. Dec 2006. PMID1727775

16 Coyle M.: Lifestile, genes, and cancer. In: Methods Mol Biol 472, 2009, 25 – 56 PMID 19 107 428

17 European Code Against Cancer and scientific justificdation. July 2 2003

18 Deutsches Krebsforschungszentrum DKFH, Heidelberg: Grundlagen der Krebsentstehung und Metastasenbildung. Was ist Krebs?,19. 4. 2011, abgerufen am 4. Sept. 2014

19 Khan M. et al.: Lifestile as risk factor for cancer: Evidence from human studies. In: Cancer Lett 293, 2010 133 – 143, PMID 2 080 335 (Reveiw)

20 American Institute for Cancer Research/World Cancer Research Fund: Food, Nutrition, Physical Activity and the Prevention of Cancer. Internet-Archiv, Version 27. 2. 2008, 2. Auflage, 2007, ISBN 0 – 972-25 222-3 93 – 94

21 Boffetta P.: Fruit and Vegetable Intake and Overall Cancer Risk in the European Prospective Investigation into Cancer and Nutrition (EPIC). In: J Natl Cancer Inst 102, 2010 429 – 537. doi: 10.1093/jnci/diq 072 PMIS 20 371 762

22 World Health Organization WHO: JARC-Working Group on the Evaluation of Cancer-Preventive Agents. JARC (editor) Band 6, JARC-Handbooks of Cancer Prevention, 2002, ISBN 9-283-23 006-X

23 Friedrich C. M.: Physical activity and cancer prevention: from observational to intervention research. In: Cancer Epidemiol Biomarkers Prev 10,2001, 287 – 301. PMID 11 319 168
24 Woods J. A. et al.: Effects of the exercise on the immune response to cancer. In Med Sci Sports Exerc 26. 1994, 1109 – 1115. PMID 7 808 244
25 Woods et al.: Exercise and cellular innate immune function. In: Med Sci Sports Exerc 31, 1999 57 – 66 PMID 9 927 011
26 Pederen P. K. et al.: NK cell response to physical activity; possible mechanism of action. In: Med Sci Sports Exerc 26, 1994, S. 140 – 146. PMID 8 164 530
27 Hoffmann, W. et al.: Helicobacer pylori und gastroduodenale Ulcuskrankheit. U Gastroenterol 2009, 47, 68 – 102
28 Piper F.: Innere Medizin, Heidelberg, 2007, 350 – 355
29 Herold G. et al.: Innere Medizin, Köln, 2009, 418 – 421
30 Liu Chen et al.: the gastrointestinal tract, in Pathologic Basis of Disease. Vinag Kumar et al.: 7. Auflage, Philadelphia, 2005, 823 – 826
31 Thomas C.: Histopathologie, Stuttgart, 2006 S. 139
32 Nato J. M. et al.: Iron deficiency accelerates Helicobacter pylori-induced carcinogenesis in rodents an humans. In: The Journal of clinical investigation Band 123, Nr. 1 Jan 20 131, S. 479 – 492. ISSN 1558 – 8238
33 Mitros F. et al.: The gastrointestinal tract. In: Rubin's Pathology, Raphael Ruin et al.: 5. Auflage, Philadelphia 2008, S. 569.
34 EPIC-Symposium, Berlin: Was schützt vor Krebs und Diabetes? Konsenserklärung MMW-Fortschr. Med. Nr. 24/2007 (149 jg) S. 16,25. 4. 2007
35 Xie F. et al.: Caffee consumption and risk of gastric cancer: a large updated metaanalysis of prospective studies, Free PMC Article sept 2014 18; 6(9): 3734 – 46. doi: 10.3390/nu6093734 PMID: 25 237 829 and PMCID: 4 179 186
36 Sanikini H. et al.: Total, caffeinated and decaffeinated coffee and tea intake and gastric cancer risk: Results from EPIC cohort study In j Cancer. 2014 Sep 18. doi: 10.100
37 Watzel B et al.: Bioaktive Substanzen in Lebensmitteln. Hippokrates-Verlag, Stuttgart, ISBN 3-7773-1115-41 995
38 Oynlola O. et al.: Fruit and vegetable consumption and all cause cancer and CVD mortality: analysis of health survey for England data. J. Epidemiol Community Health Published Online first 19. 4. 2014 doi: 10.1136/jech-213 – 203 500.
39 Steinmetz et al.: Vegetables, fruit and cancer II. Mechanisms Cancer Causes control 2 (1991 b) 427 442.
40 Mayer R.: Gastrointestinal tract cancer. In: Harrison's Principles of Internal Medicine. Band I, New York, 2008, 571 – 573
41 Huber W. et al.: akute Pankreatitis, Evidenzbasierte Diagnostik und Therapie In: Deutsches Ärzteblatt 104, Nr. 25, 22. Juni 2007, 1832 – 1842
42 MacMahon B. et al.: Coffee and Cancer of the Pancreas, N Engl J Med 1981; 304: 630 – 633 march 1981 doi: 10.1056/NEJM198103123041102
43 Vazquez-Roque M. et al.: A controlled trial of gluten-free diet in patients with irritable bowel syndrome-diarrhea: effects on bowel frequency and intestinal function. In: Gastroenterology. Band 144, Nr. 5, Mai 2013, S. 903 – 911. E3, ISSN 1528 – 0012. Doi: 10.1053/j. gastro. 2013.01.049. PMID 23 347 715
44 Pimentel M.: A new IBS-Solution: Bacteria – the missing link in treating irritable bowel syndrome. Health Point Press, 2005
45 Coutts J. et al.: Management of Food-Allergens. Wiley Blackwell. ISBN I.4051-6758-0 S. 157 ff
46 Keller R.: Klinische Symptomatik „Zöliakie, ein Eisberg" In: Monatsschrift Kinderheilkunde. Heidelberg 151. 2003, 706 – 714. ISSN 0026 – 9298
47 Rubio A. et al.: Increased prevalence and mortality in undiagnosed celiac disease. Gastroenterology, Col.137. Nr. 1, 2009, 88 – 93, ISSN 00 165 085, doi: 10.1053/j. gastro. 2009.03.059
48 Kagnoff M. F.: Celiac disease: pathogenesis of a model immunogenetic disease. In: J Clin Invest 2007; 117(1): 41 – 49
49 Riemann J. F.: Gastroenterologie: das Referenzwerk für Klinik und Praxis, 2007, Georg Thieme Verlag ISBN 978.3-13-141 201-0, S. 681
50 Kiple K. F.: Lactose Intolerance, in the Cambridge World History of Food, edited by Keneth F. Kipple, Cambridge 2000. S. 1060
51 Kretchmer N.: Lactose and Lactase, in: Scientific American, Oft.1972; Michael de Vrese u. a.
52 Leiss O.: Diätetische Therapie bei Kohlenhydratmalabsorption und Laktoseintolernaz. In Aktuel. Ernähr. Med. Band 30, 2006, 75 – 87

53 Muir S. I. G.: Review article: Fructose malabsorption and the bigger picture, In: Aliment Pharmacol ther. 25 2007, S. 349 – 363
54 Ramessen JJ. et al: Absorption capacity of monosaccharides. In Gut.27, 1986, 1161 – 1168
55 Truswell A. S. et al.: Incomplete absorption of pure fructose in healthy subjects and the facilitating effect of glucose. In: Am J Clin Nutr. 48, 1988, 1424 – 1430
56 Born P. et al.: Colonic bacterial activity determines the symptoms in people with fructose-malabsorption. In: Hepato-Gastroenterology. 42, 1995, 778 – 785. PMID 8 847 022
57 Caspary F. W.: Diarrhoea associated with Carbohydrate malabsorption. In: Clinics in Gastroenterology. 15. Nr. 3, 1986, S. 631 – 655
58 Smith P. J. et al.: Introduction to metabolic activities of intestinal bacteria. In: Am J clin Nurt. 32, 1979, 149 – 157
59 Choy F. C. et al.: Fructose-intolerance: An underrecognized problem. Am J Gastroenterol 2003; 98 (6) 1348 – 1353
60 Ledochowski M. et al.: Fructose malabsorption and the decrease of serum tryptophan concentration, In G. Huerther et al.: ISTRY 98 Proceedings: Tryptophan, Serotonin, Melatonin- Basic aspects co applications. Plenum Press, New York, London, 1999; 73 – 78.
61 Nucera G. et al.: Abnormal breath tests to lactose, fructose and sorbitol in irritable bowel syndrome may be explained by small intestinal bacterial overgrowth, In: aliment Pharmacol ther. 21, 2005, 1391 – 1395.
62 Coutts J. et al.: Management of food allergens. In Blackwell-Wiley, ISBN 1-4051-6758-0 S. 157 ff
63 Jarisch R.: Histaminintoleranz, Histamin und Seekrankheit, 2 Aufl Georg Thieme-Verlag, Stuttgart New York, 2004, ISBN 3-13-195 382-8 S. 15
64 Baumgart D. C. et al. : Inflammatory bowel disease: cause and immunobiology In the Lancet. 169 Nr. 9573, 1627 – 1640
65 Baumgart D. C. et al. : Crohn's disease. In: The Lancet. 2012, doi : 10.1016/SO140-6736(12)60 026 – 9 PMID 22 914 295
66 Jacobsen B. A. et al.: Increase in incidence and prevalence of inflammatory bowel disease in northern Denmark: a population-based study. 1978 – 2002. In eur J Gastroenterol Hepatol. 2006 Jun; 18(6), 601 – 606 PMID16702848
67 Pressekonferenz zum Crohn- und Colitistag 2011: Neue Erkenntnisse zur Ursache von chronisch entzündlichen Darmerkankungen. 15. Sept 2011, Leipzig
68 Fellmann K. et al.: A chromosome 8 gen cluster polymorphism with low human β-defensin 2 gene copy number predisposes to Crohn's disease of the colon. In Am J Hum Genet 79 (2006) 39 – 448
69 Europäisches Institut für Lebensmittel- und Ernährungswissenschaft: Morbus Crohn durch Mycobakterien: ein Verdacht wird zur Gewissheit. 2/2009, 21 – 24.
70 Van Assche G. et al.: The second European evidence-based Consensus on the diagnosis and management of Crohn's disease: Definitions and diagnosis. In: J Crohns Colitis. Band 4 Nr. 1, Febr 2010, 7 – 27 ISSN 18 764 479
71 Baumgartner D. C. et al.: Inflammatory bowel disease, clinical aspects and established and evolving therapies. In the Lancet.169. Nr. 9573, 2007, 1641 – 1657. Doi: 10.1016/SO140-6736(07)60 751-X. PMID 17 499 606
72 Rembacken B. J. et al.: Non-poathogenic Escherichia coli versus Mesalazine for the treatment of ulcerative colitis: a randomized trial. Lancet. 1999 Aug 21; 354(9179); 635.639 PMID 10 466 665
73 Kruis W. et al.: Maintaining remission of ulcerative colitis with the probiotic Escherichia coli Nissle 1917 is as effective as Mesalzine Gut. 2004 Nov; 53(11): 1617 – 1623, PMID 15 479 682
74 Vissiennon C. et al.: Calcium antagonistic effects of ethanol myrrh extract in inflamed smooth muscle preparations: Präsentation anlässlich des Phytotherapiekongresses 2013 „Phytotherapie im Spannungsfeld zwischen Forschung und Praxis", 8. – 10. März, Leipzig
75 Langhorst J. et al.: Randomised clinical trial: a herbal preparation of myrrh, chamomile and coffee charcoal compared with mesalazine in maintaining remission in ulcerative colitis – a double-blind, double-dummy study. Aliment Pharmacol Ther. 2013 Jul 4
76 Richert Jan: Colitis ulcerosa – Medikamente und Therapien bei der chronisch entzündlichen Darmerkrankung (CED) – mit einem Blick auf Neuentdeckungen und Alternativmedizin. Epubli, Berlin, 2014, ISBN 978-3844 282 054
77 Boller u. Sichrowski: Linderung der Entzündungserscheinungen bei Colitis ulcerosa durch lokale

Anwendung der Lakrize. In Weiss R. E. Lehrbuch der Phytotherapie, 6. Auflage, Hippokrates S. 151 ISBN: 3-7773-0675-4
78 Jehle E. C. et al.: Kolonkarzinom, Rektumkarzinom, Analkarzinom (PDF 1,2 MB) August 2003 ISSN 1438-8979 Seite 1
79 PDF: Krebs in Deutschland. Gesellschaft der empidemiologischen Krebsregister in Deutschland (GEKID) und Zentrum für Krebsregisterdaten.
80 Botteri E. et al.: Smoking and colorectal cancer, a meta-analysis. In Jama 300, 2008, 276 – 278 PMID 19 088 354
81 Kono S.: Obesity, weight gain and risk of colon adenomas in Japanese men. In Jpn J cancer Res 90, 1999 801 – 811. PMID 10 543 250
82 Lee K. J. et al.: Physical activity and risk of colorectal cancer in Japanese men and women, the Japan Public Health Center-based prospective study. In: Cancer Causes Control 18, 2007, 199 – 209, PMID 17206529
83 Neugut A. I. et al.: Obesity and colorectal adenomatous polyps. In: J Natl Cancer Inst 83, 1991 359 – 361 PMID 1 995 919
84 Herold Gerd: Innere Medizin: eine vorlesungsorientierte Darstellung, 2012, Herold, Köln 2012 ISBN: 978-3-9 814 660-1-0
85 EPIC-Symposium 25. Jan 2007: Was schützt vor Krebs und Diabetes? MMW-Fortschr. Med. Nr. 24/2007, 149. Jg., S. 16
86 Scheloski S.: Weniger Darmkrebs durch mehr Ballaststoff. DIfE-Pressemitteilung 2/2003, com 3. Mai 2003
87 Weisburger et al.: Bile acids, but not neutral sterols, are tumor promoters in the colon in man and rodents. Environ Health Perspect 50 (1983) 101 – 107
88 Lapré J. A. et al.: Dietary modulation of colon cancer risk: the roles of fat, fiber and calcium. Trends Food Sci Technol 3 (1992) 320 – 324
89 Scheppach W. et al.: Present knowledge in nutrition. 6th ed. Nuitrition Foundation, Washington 1990. P. 80 – 87
90 Koch T. C. et al.: Prevention of colon carcinogenesis by apple juice in vivo: impact of juice constituents and obesity. In: Mol Nutr Food Res 53 510 – 511. PMID 20 371 763
91 Fähndrich C.: Wirkung von Apfelsaft auf die Kolonkarzinogenese und deren Modulation durch Wachstumsfaktoren im Tierexperiment. Dissertation Tierärztliche Hochschule Hannover, 2005
92 Offermann S. et al.: β-Carotin erhöht bei Rauchern und Trinkern das Darmkrebsrisiko. In: Bild der Wissenschaft (Online) vom 21. 5. 2003
93 Watzerl B. et al.: Bioaktive Substanzen in Lebensmitteln. Hippokrates-Verlag Stuttgart, 1995, s.34 ISBN 3-7773-1115-4
94 Bircher A. et al.: Ganz besonders vor Krebs schützende Nahrungsmittel. Handbuch für Frischkost, Rohkost und Früchtespeisen. Edition Bircher-Benner, Braunwald, 2014, 22 – 24 ISBN 9 782 979 072 232
95 Lee K. J. et al.: Physical activity and risk of colorectal cancer in Japanese men and women, the Japan Public Health Center-based prospective study. In: Cancer Causes Control 18, 2007, 199 – 209, PMID 17206529
96 Neugut A. I. et al.: Obesity and colorectal adenomatous polyps. In: J Natl Cancer Inst 83, 1991 359 – 361 PMID 1 995 919
97 Galati P. C. et al.: Microbiological profile and nutritional quality of raw foods for neutropenic patients und hospital care. Rev Bras Hematol Hemoter. 2013; 35(2) 94 – 98
98 Branda R. F. et al.: Diet modulates the toxicity of cancer chemotherapy in rats. J Lab Clin Med 2002 Nov 140(5): 358 – 368 PMID12434138
99 Conklin K. A.: Dietary antioxidants during cancer chemotherapy: impact on chemotherapeutic effectiveness and development of side effects. Nutr Cancer 2000: 37(1) 1 – 18
100 Steven J. et al.: The Benefit of the neurtopenic diet: Fact or fiction? Oncologist May 2011; 16(5): 704 – 707
101 Bircher-Benner M.: Ordnungsgesetze des Lebens. Edition Bircher-Benner, Braunwald,2014 S. 99
102 Hoffmann F. L.: Cancer and diet. Verlag The Williams & Wilkins Company, Baltimore, 1937
103 Van Vijck R. et al. Utrecht University: An Introduction to Human Biophoton Emission. Forsch Komplementärmed Klass Naturheilkd. 1005,12, 77 – 83.
104 Bischof M. Biophotonen: das Licht in unseren Zellen ISBN 3-86 150-095-7
105 Popp F. A.: Biologie des Lichtes, Grundlagen der ultraschwachen Zellstrahlung, Verlag Paul Arex, ISBN: 3-489-61 734-7.
106 Popp F. A.: Unsere Lebensmittel in neuer Sicht, ISBN 3-596-11 459-4

107 Gurwitsch A. G.: Das Problem der Zellteilung. Springer-Verlag, Berlin, 1926, die mitogenetische Zellstrahlung. Springer-Verlag, Berlin 1932, Ferner: Arch F mikr Anat und Entwicklungsmech, Bde 51, 52, 100, 101, 104.

108 Bircher-Benner M. O.: Grundzüge der Ernährungstherapie auf Grund der Energie-Spannung der Nahrung. Verlag Otto Salle, Berlin, 1905 und 1906.

109 Bircher-Benner M. O.: Der zweite Hauptsatz der Energetik und die Ernährung. Zschr der Wendepunkt, Wendepunktverlag. Zürich, 1936, Vom Wesen und der Organisation der Nahrungsenergie und über die Anwendung des zweiten Hauptsatzes der Energielehre auf den Nährwert und die Nahrungswirkung. Kleine Hippokratesbücherei Band 8 Hippokrates-Verlag Stuttgart und Leipzig 1936.

110 Pischinger A.: Das System der Grundregulation. Grundlagen für eine ganzheitsbiologische Theorie der Medizin, Haug-Verlag, Heidelberg, 1990, Seiten 13, 19, 78 – 82 8. Erweiterte Auflage, ISBN 3 7760-1183-1

111 Prigogine I. et al.: Dialog mit der Natur, Piper-Verlag München. ISBN 3-492-11 191-5

Rezeptverzeichnis

Stichwortverzeichnis

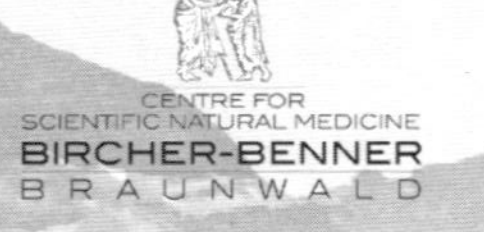

ZENTRUM FÜR WISSENSCHAFTLICHE NATURHEILKUNDE

Aus allen Ländern kommen Menschen und suchen Genesung im Medizinischen Zentrum Bircher-Benner.

Hier werden Sie als einzigartige Persönlichkeit geschätzt, angehört und verstanden, hier sind Menschlichkeit und Würde wichtig und der ärztliche Auftrag wird zur vornehmen Aufgabe.

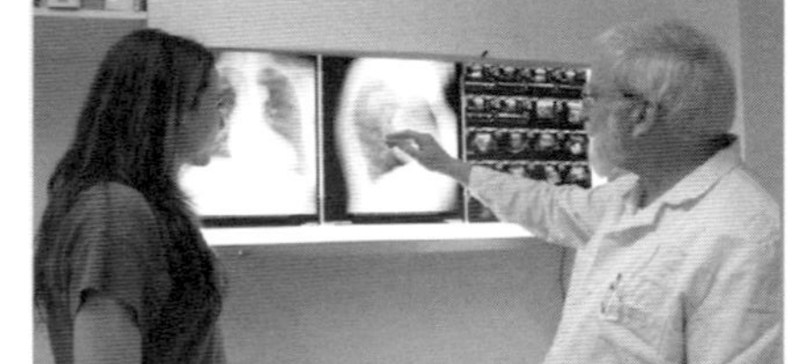

Zentral ist die Suche nach den wahren Krankheitsursachen und die Einbindung Ihrer Selbstheilkräfte im Heilungsprozess.

Medizinisches Zentrum für eine wissenschaftliche Naturheilkunde

Unsere vegetabile Frischkostdiät führt zur raschen Umstellung des Stoffwechsels, die natürlichen regulativen Therapien haben wo immer möglich Vorrang.

Die lebendige Tradition des Bircher-Benner-Zentrums und unsere grosse Erfahrung in Diätetik, Physio- und Hydrotherapie, in Neuraltherapie, Akupunktur, Phytotherapie und klassischer Homöopathie tragen bei zu Ihrer Heilung.

Gerade dank der Ergänzung der traditionellen Medizin durch die naturheilkundige regulative Diagnostik und Therapie ist es oft möglich, auch da eine Heilung einzuleiten, wo die üblichen Therapien versagt haben.

Das Medizinische Zentrum liegt auf einer Sonnenterrasse im autofreien heilklimatischen Höhenkurort Braunwald auf 1260 Metern. Hier können Sie innehalten und zur Ruhe kommen. Und Sie erfahren eine tiefgreifende Regeneration der Lebenskräfte und Lebensfreude.

ZENTRUM BIRCHER-BENNER
CH - 8784 Braunwald

Tel: +41 (0)21 801 60 04
Fax: +41 (0)55 643 16 93
info@bircher-benner.com
www.bircher-benner.com

Indikationen: *alle inneren Krankheiten, Migräne, Tinnitus, Neuralgie und andere Schmerzzustände, Fibromyalgie, Arthritis und Arthrose, Kollagenosen, Leber-, Gallen- und Magen-Darmkrankheiten, Stoffwechselkrankheiten und Diabetes, Herz- und Kreislaufkrankheiten, Nieren- und Prostatakrankheiten, Frauenkrankheiten, Allergien, Hautkrankheiten, Rekonvaleszenz, Erschöpfung, depressive Zustände und Ängste, klimakterische, hormonelle und Gewichtsprobleme.*